KB264958

선생님과 엄마 아빠가 함께 배우는

참 사랑과 아름다운 성

양 영 기 편저

전파과학사

책머리에

우리는 성을 가지고 태어나서 성과 함께 평생을 살아간다. 성이라고 하면 생물학적인 성으로서 대부분의 사람들은 성행위만을 연상시킨다. 따라서 성은 쾌락적이고 은밀하며 더러운 것처럼 부정적으로 생각한다. 그러나 성은 이와 반대로 사랑을 전제로 한 아름답고 고귀한 것이며, 밝고 가장 중요한 것이다.

현대는 기성세대의 잘못된 성의식, 성문화와 서구에서 불어온 성의 개방화, 자유화의 바람으로 성적 타락을 부채질하고 있다. 또한 인터넷을 통한 무차별적인 음란물, 성의 상품화로 인한 퇴폐문화가 넘쳐나는 시대이다. 이처럼 우리 사회에 만연되어 있는 성적 쾌락추구의 풍조는 정상적인 성교육의 부재와 왜곡된 성문화 탓이라고 할 수 있다.

우리의 자녀들은 신체적·정신적인 조기 성숙과 사회의 현실적인 차이에서 오는 성 가치관의 혼돈으로 인하여 더욱 갈등을 겪고 있다. 사춘기에 나타나는 여러 가지 문제에 대하여 적절한 해결책을 찾을 수 없는 상황에서 방황하고 있는 실정이다. 그 결과 청소년 성범죄 연령의 하향화 추세도 심각한 사회적 문제로 나타나고 있다. 따라서 이에 대한 체계적인 성교육이 언제보다 필요한 때이다.

성교육의 필요성은 누구나 절실히 느끼고 있다. 성교육의 시작은 시기가 없다. 특히 가정에서부터 조기 성교육이 이루어져야 한다는 것도 공감한다. 그러나 막상 성교육을 시키려면 망설여지게 된다. 또한 우리 모두는 자녀들이 성에 대한 질문을 했을 때 어떻게 대답을 해야 하는지 당황했던 경험들을 가지고 있다. 부모 자신도 성에 대하여 구체적으로 아는 것이 많지 않다. 우리 어른들은 아예 성교육을 받지 못한 세대로서 성에 대하여 무지와 무관심일 수밖에 없다. 따라서 성에 대하여 아는 것은 단편적이고 설사 알고 있다고 하더라도 잘못 알고 있는 경우가 허다하다. 자녀들을 키우면서 성장 단계별로 성교육을 통하여 생물학적인 성(sex) 및 사고와 행동을 수반하는 사회학적인 성(gender)을 정확하게 가르쳐 주는 것이 중요한 일이다. 더불어 올바른 성의식과 성의 가치관을 심어주는 것이 어른들에게 부여된 시대적 사명이다.

부모와 선생님들이 성에 대하여 정확하게 알아야 한다. 우리가 보는 것처럼 우리의 자녀는 어리지 않다. 초등학교 5~6학년 학생들에게 설문지를 통하여 성에 대한 지식을 평가했을 때 성지식이 상당한 수준에 도달하였음을 알 수 있었다. 성에 대한 지식과 정보는 넘쳐 나지만 현시대에 맞는 청소년들을 위한 성교육 지침서는 흔하지 않다. 평소 선생님과 부모님들과 함께 공부할 수 있는 성교육 지침서의 필요성을 절실히 느껴왔다.

따라서 이러한 문제점을 해결하기 위하여 이 책은 다음 2가지 점에 중점을 두어 편집하였다. 먼저 청소년들과 선생님, 부모님 모두를 대상으로 내용을 꾸몄다. '도우미' 코너를 만들어서 선생님과 부모님들에게 필요한 양질의 자료를 제공하여 청소년들을 교육하고 지도하는데 도움을 드리고자 하였다. 다음은 긍정적인 성으로써 참된 사랑과 아름다운 성, 건강한 성에 관하여 중점을 두고자 하였다. 최근에 심각한 사회문제가 되고 있는 점들을 고려하여 신세대 성의식, 동성애, 비정상적인 성행동을 다루었고, 사랑과 성폭력을 깊이 있게 취급하였다. 또한 음주, 흡연, 마약, 환경 호르몬, 청소년의 스트레스와 중독증을 다룸으로써 그 중요성과 경각심을 심고자 하였다. 책 제목이 의미하는 것처럼 참된 사랑과 아름다운 성에 대하여 최대한 광범위하게 꾸미고자 시도하였으나 부족한 점이 많음을 솔직히 시인한다.

이 책을 통하여 부모님과 선생님들에게 성에 대한 확고한 지식과 올바른 가치관을 가지게 함으로써 쾌락위주의 잘못된 어른들의 성의식과 성문화를 건전한 방향에로의 전환을 도모하는데 보탬이 되고자 하였다. 동시에 자신감을 가지고 자녀와 학생들에게 성교육과 성에 관한 지도를 효과적으로 수행할 수 있는 방향으로 구성하였다.

또한 사춘기에 접어드는 초등학생들에게서부터 남녀가 평등하다는 점을 인식시켜 주고, 성폭력을 예방하며, 올바르고 건전한 이성관, 성의식은 물론 성의 가치관을 확립시켜 줌으로써 사춘기를 건전하게 보낼 수 있었으면 한다. 나아가 건강한 청년기와 성인기를 맞이하고 훌륭한 민주시민으로 성장하여 행복한 가정을 꾸리면서 건강한 사회의 초석을 다지는데 조금이나마 기여하기를 간절히 소망해 본다.

2001년 2월
양 영 기

차 례

제3부 청소년기의 변화

제4부 사랑과 결혼

1부
성문화와 인간의 성

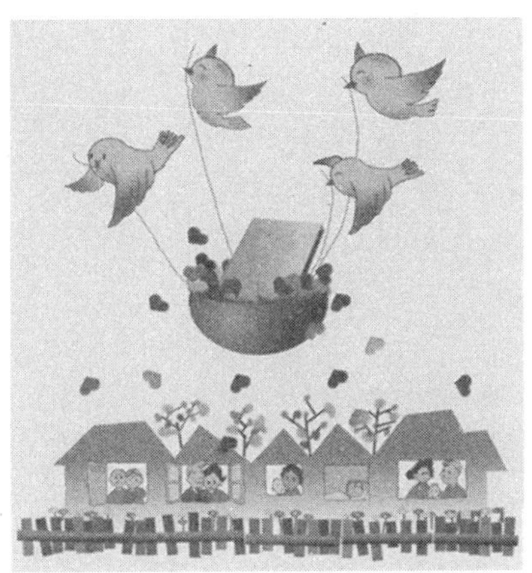

제1장 성과 성문화

1 성의 개념

인간은 출생하면서부터 성을 가지고 태어났다. 사랑과 쾌락과 생명의 탄생을 '성의 3요소'라고 한다. 이 3요소가 한데 모여 조화를 이룰 때 올바른 성, 아름다운 성, 밝은 성, 고귀한 성이 된다. 생명이 무시된 성은 낙태와 미혼모를 낳고 사랑이 빠진 성은 야타족을 만들고 왜곡된 쾌락은 변태를 가져온다. 따라서 생명, 사랑, 쾌락은 함께 있어야 한다. 서로가 서로를 부추기며 함께 조화를 나타낼 때라야 성은 밝아지고 건강해진다.

이러한 성에 관한 올바르고 바람직한 개념부터 서야 할 것이다. 성은 인간이 자연스럽게 지니게 되는 현상으로 결혼한 부부간의 성관계는 사회가 허용하며 충분히 즐길 수 있는 경우이다. 인간은 태어나는 순간부터 남성과 여성으로 구분되며 평생을 성적인 존재로 살아간다.

영어로 성을 표현하는 sex는 주로 남녀 사이에 신체의 구조적 차이를 근거로 남성과 여성의 성별을 나타낼 때 쓰인다. 이와 같이 신체적·생리적인 성 차이를 '생물학적인 성(sex)' 또는 '선척적인 성'이라고 할 때 가정과 사회에서의 양육방법과 환경적·사회문화적인 영향에 의하여 형성되는 남성다움이나 여성다움을 '사회학적인 성(gender)' 또는 '후천적인 성'이라고 한다.

또한 참된 성의 개념은 남녀 양성의 신체적·생리적 차이와 성 행동, 가치관과 태도, 신념과 감정 등 심리적·문화적인 면 모두를 포함시켜야 한다. 이러한 남녀간의 신체적 차이 외에도 성 역할과 성 욕구, 성 생리 등에 대하여 확고한 지식을 갖추어 성 의식을 올바르게 가지는 것은 무엇보다 중요한 일이다.

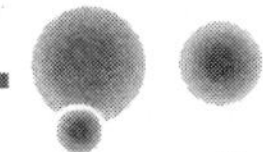

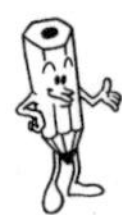

도우미

1. 인간의 성과 동물의 성을 비교할 때
  1) 공통점은
   (1) 본능적이며
   (2) 성행위를 통하여 종족의 보존과 유지가 이루어진다.
  2) 다른 점은
   (1) 인간은 배설 현상에서 쾌감을 느끼며,
   (2) 동물은 생식 수단으로 발정기 때에만 성행위(교미)가 이루어지나 인간은 생식뿐만 아니라 생식과 관계없이 항상 성행위(성교)가 이루어질 수 있다는 점이다.

2. 생물학적인 성이란
  1) 성 염색질의 존재 여부로 결정되는 염색체상의 성.
  2) 신체의 내 외부에 나타나는 성징의 분화, 발달에 관여하는 호르몬상의 성.
  3) 형태적으로 구분할 수 있는 생식소상의 성.
  4) 성기의 형태.
  5) 성기의 외부형태 등을 말한다.

3. 성을 바라보는 관점
  1) 전통적인 보수적 입장으로 성행위가 부부관계 내에서만

합법적이며 정당하다는 것인데 기독교나 카톨릭의 관점
이다.
2) 자유주의적 입장으로 보수적 입장을 반대하는 것인데 서
   양식의 자유연애(free sex)로서 윤리성보다 쾌락과 즐거
   움을 중요시한다.
3) 사랑을 전제한 성행위를 인정하는 입장으로 보수적 입장
   과 자유주의적 입장의 중간에 해당하는 관점이다. 고학
   력자에게 많이 나타나는 현상이다.

2 성의 역사와 문화

인간의 성은 인간이 이 지구상에 출현하면서부터 함께
존재해 왔다. 이러한 성문화는 그 시대에 따라 성과 관련
된 생활 양식으로서 성 역할을 비롯하여 성에 대한 가치관,
태도, 행동 양식 등이 모두 포함되고 있다.

인류가 처음으로 지구상에 나타난 시기는 약 2백만년 전
이고, 최초의 현대인이 나타난 때는 약 5~7만년 전으로 추
정된다.

선사시대의 씨족, 부족 사회는 임신과 출산에 관계된 여
자의 성징이 강조되고 있어 모계중심 가족으로 보아지며,
성을 상징하는 유물들이 조각으로 나타난다. 약 1만년 전
까지의 구석기시대는 동굴 생활인 부족 생활로 근친상간이
대부분이었고, 신석기시대는 지역에 따라 농경사회와 목축
사회로 변하면서 남성의 위치가 중요시 된 것으로 볼 수
있다.

약 3천 5백년 전 경에는 가부장적인 가장제도가 전 고대

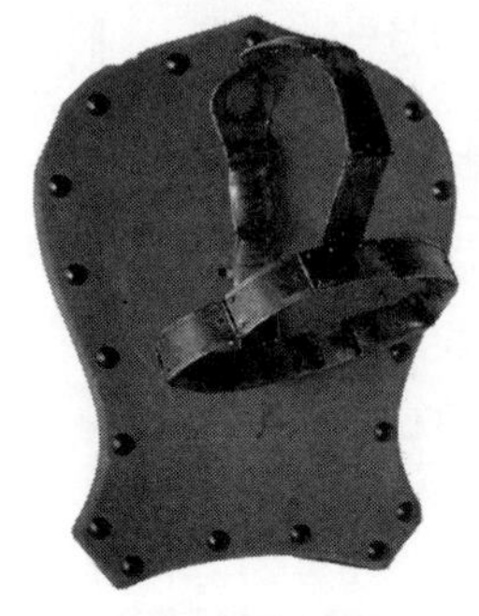

정조대

문화를 지배하였다. 고대 근동아시아는 사원매춘이 공식적인 종교의식의 일부분이 되었고, 고대 이집트는 성행위에 대한 금기는 없었다. 유대인들은 유대교에 의하여 성을 부정적으로 보았고 혼외 성교와 자위행위를 죄악시하였다.

고대 그리스는 성을 긍정적으로 받아들인 사회로서 나체 예술품들을 탄생시켰으며, 그리스 신화에도 흔히 등장한다. 동성애도 남성, 여성들 사이에 나타났다.

고대 로마는 그리스와 다르게 나체화가 거부되었으나 자위행위, 매춘 등 다양한 성적 활동을 즐겼다. 금욕주의와 독신 생활도 있었다.

아시아에서는 인도가 힌두교 문화로서 성적 신비주의가 많은 나라였다. 따라서 힌두교 사원에서는 성적인 조각상들을 많이 볼 수 있다. 중국은 도교 사상으로서 성교란 인체에서 일어나는 음양의 조화로 보았다.

중세 유럽 사회는 기독교 문화로 인하여 성교를 불결하고 사악한 것으로 가르쳤고, 일종의 성문화의 침체기라고 할 수 있다. 르네상스 이후 종교개혁 운동으로 성적 욕구를 인정하였으며, 18세기말 산업혁명은 남녀의 성 역할의 변화를 가져왔다. 20세기에 들어와서 여러 학자들의 성에 관한 보고서들이 발표되었는데 ‘킨지 보고서(Kinsey Report)’는 그 대표적인 것이다.

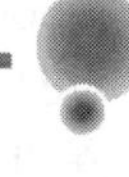
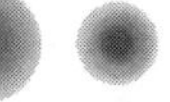
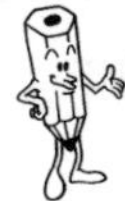

도우미

1. 기원전 500년경 **그리스 문화**의 전성시대에 페더레스티 (pederasty : 남색)라 하여 보통 40세 미만의 중년 남자와 사춘기전인 12~15세 정도의 미소년 사이에 성관계의 관습이 있었다. BC 6세기~BC 4세기까지 존속했으며 소크라테스에 의하면 기본목적은 소년의 도덕적 완성을 위한 것이었다고 한다.

2.. **그리스**에서 동성애는 주로 남자들 사이에 많이 성행하였으나 여성들끼리의 동성애도 사포(Sappho : BC 600년경 여류시인)의 기숙사에서 행해진 것으로 알려지고 있다.

3. **성전**은 일종의 성교본으로 인도에는 3대 성전이 알려져 있는데 카마수트라, 라티라하스야, 아낭가랑가 등이 있다. 중국에는 소녀경, 옥방비결, 동현자, 천금방 등이 있고 이슬람권에는 향원(1550년경), 알쿠타프(1865) 등이 있다.

4. **중세 유럽 사회**에서는 12세기경 금욕주의 사상에 의하여 강간 방지용이 주목적이었지만, 아내의 정절이나 미혼 여성의 처녀성을 보장하기 위한 도구로 정조대(chastity belt)가 나타났다.

5. **유럽**에서는 18세기말 산업혁명 이후 남성의 발기 증세도 비도덕적인 것으로 생각하여 페니스고리(urethral ring)도 만들어졌다. 이때 피임과 성병예방 목적으로 남성들이 콘돔을 사용하였다.

6. **20세기**에 이르러 성의 과학적인 탐구가 이루어졌는데 킨지(Kinsey 1894-1956)가 발표한 '남성의 성적 행동(1948)' 과 '여성의 성적 행동(1953)'이라는 논문 두 편이 현대의 성 개념과 과학이 본격적인 관계를 맺게 하였다.

7. 세계1차대전 전후에 피임법의 발달로 자유로운 성생활이 가능하였다. 세계2차대전 전후에는 고아 문제나 매춘을 야기시켰고, 1956년 경구피임약이 개발되기도 하였다.

8. **여성해방운동**은 여성의 참정권 획득에 대한 투쟁에서 시작되었는데 실제적으로는 1960년대부터 시작된 셈이다.

1966년 미국에서 NOW(전국여성조직)이 설립되어 현대 여성들이 당면한 문제의 해결을 위하여 노력하고 있다.

9. **우리 나라**는 조선시대의 유교적 사상에 의한 남성 우월주의 문화가 더욱 발전되었다.

제2장 인간의 성

1 남녀의 성차

인간은 태어날 때 신체적 구조로 성기의 차이 외에는 별다른 차이가 없다. 그러나 자라나면서 점차 신체적·생리적·심리적 차이가 생기고, 이러한 성 차이는 사춘기에 이르러 더 뚜렷하게 나타난다. 즉, 남성은 더욱 남성다워지려 하고 여성은 더욱 여성다워지려고 한다.

우리 사회에서 대부분의 사람들이 생각하는 신념이나 고정관념은 일반적으로 여성은 수동적·의존적이고 열등하며, 남성은 능동적·독립적이며 우수한 것처럼 믿고 있다는 것이다. 그러나 이것은 대체적으로 실제적 차이와 상관없이 왜곡되고 과장된 것이라 할 수 있다.

남녀 성 차이에 있어서 대부분은 사회적 통념으로는 근거가 없거나 희박한 것으로 알려졌다. 타고난 것이라기보다는 성장 단계에서 사회, 문화, 환경적인 요인들의 영향에 의하여 얻어지는 것이라고 보고 있다. 또한 이러한 사실은 우리 주위에서 남녀

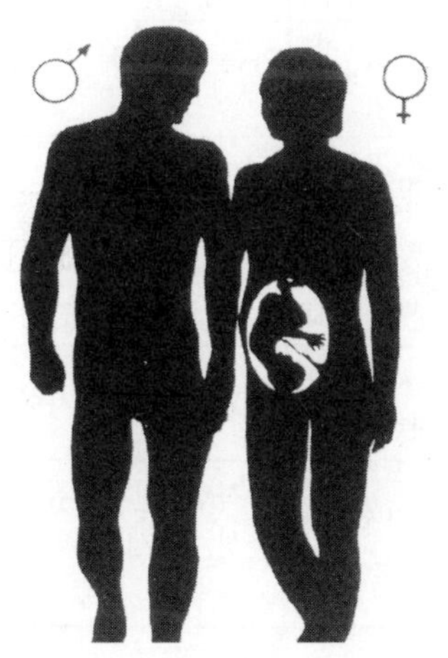

의 벽이 허물어지는 현상으로 나타나고 있다. 결국 남녀간
에는 보통 생각하는 것보다 근본적인 차이가 적은 것으로
보고 있다.

따라서 남성과 여성이 성 차이에 대한 선입감과 편견을
버리고, 서로를 바르게 이해하고 사랑하며 존중함으로써 각
자의 타고난 개성과 자질을 살려 나가야 한다.

여러 가지 보고들을 종합한 남성과 여성의 차이점을 아
래 표와 같이 요약하였다.

구 분	남 성	여 성
신체 및 성질	남성적(안드로젠) 근육질, 음경, 고환	여성적(에스트로젠, 프로제스테론) 지방질, 질, 자궁, 난소, 유방
생명의 탄생	정자생성, XY	난자생성, 월경, 임신, 출산, XX
사랑	유희적, 낭만적 사랑 열정적; 감성적	논리적, 소유적, 친구 같은 사랑; 이성적
성충동	시각, 10초—정자 방출욕	촉각, 청각, 10~20분—모성애
성관계	육체	마음
가치 비중	이론적, 경제적, 정치적	심리적, 사회적, 종교적 (예술, 종교, 사회복지)
평균수명 (한국)	68.8세	76.0세
성공에 대한 기내	높음	낮음
사고에 대한 접근	사고력 약함, 자아 지향적	사고력 강함, 환경 지향적
적성과 능력	움직임 민첩, 유연, 공간지향성, 기계 파악과 산술적·추리력 우수	손재주, 기억력, 수리계산, 어휘력, 언어 관련 능력 탁월

피임방법	성교 중단법 기구이용(콘돔) 영구피임법(정관수술)	자연피임법(리듬조절, 기초체온, 경부점액법), 기구이용(피임용 격막, 루프, 페미돔), 화학적 방법(질세척, 살정제, 경구피임약, 사후피임약), 영구피임법(난관 결찰수술)
성에 관한 관심과 성문제	적극적, 공격적 ; 적극성, 주도권	소극적, 의존적 ; 수동적, 복종적
소아기 성심리	자궁선망<Horney 주장>	음경선망<Freud 주장>
가정과 사회내 역할	가장, 직장(생산)노동	주부, 가사노동과 직장노동

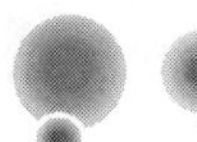

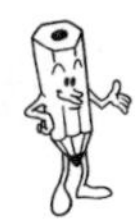
도우미

1. 성 관련 이론
  1) 정신분석학적 이론 : 프로이드(Freud) 주장. 리비도(성욕)
     와 성감대의 설명 단계로
     (1) 구강기(출생~1세, 영아시기, 성욕 추구 부위는 구강)
     (2) 항문기(1~3세, 성욕 추구 부위는 장의 점막, 배변의
         기쁨)
     (3) 남근기(3~5세, 성욕 추구 부위는 성기, 이성 부모를
         좋아하고 동성 부모는 경쟁자)
     (4) 잠복기(6~11세 경, 평온한 시기)
     (5) 생식기(사춘기 시작, 이성애 애착시기)
  2) 행동주의 이론 [학습이론] : 스키너의 자극 – 반응관계
  3) 실존주의 이론 : 자기 인생을 선택할 책임과 의무, 성욕
     은 총체적 인격의 한 부분, 주체(마음)와 객체(환경, 신
     체, 사물)의 분리 부정

4) 인본주의 이론 : 에리히 프롬(Erich Fromm)의 주장, 성
   욕구는 사랑, 친밀성, 돌봄이며, 애정적 매력이라고 하면
   서 0~3세까지 신체적 자아형성, 4~6세는 자아의 확장,
   6~12세는 자아에 대한 자각이 생긴다고 하였다.

2. 근본적인 여성의 문제

1) 경제적 생산 또는 노동의 문제이다.
   여성은 가사노동을 전담하며, 취업 기회의 문호 협소, 취
   업과정, 승진, 보수, 담당하는 일의 성격 등에 있어 여성
   은 차별대우를 받고 있다.
2) 출산의 문제로 월경, 임신, 출산, 수유 등이 있다.
3) 자녀 양육의 문제로 수유 및 자녀 양육을 담당하고 있
   다.
4) 성 문제로 성기 구조, 성감대 및 성적 만족의 지속 차이
   (남자는 적극성, 주도권, 여자는 수동적, 복종적 입장) 등
   이 있다.

2 성 역할

인간은 출생하면서부터 생리적, 해부학적 차이에 의하여
남성과 여성으로 구분되며 어느 사회에서나 남성과 여성에
따라 다른 역할이 기대된다.

성 역할(sex role)이란 남성은 남성으로, 여성은 여성으로
서의 역할 내지 행위를 말한다. 이것은 남성과 여성에게
적절하다고 생각되는 역할과 행위에 관한 사회의 문화적
기대이기도 하다.

이러한 성 역할은 사회화가 시작되는 만 3세 경부터 형
성되기 시작하여 남성성과 여성성이 발달하게 된다. 즉, 아
동들은 부모나 형제 자매 등 가족과 주위 사람들이 자신을

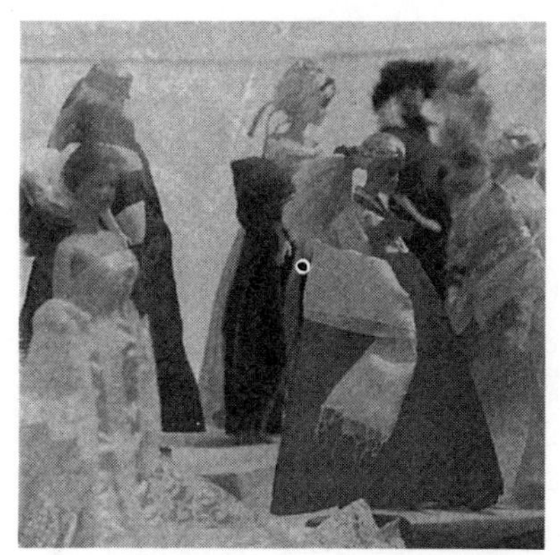

한복입은 바비인형

대하는 태도나 아버지 어머니에 대한 동일시, 그리고 또래집단이나 대중매체 등 사회적 환경을 통하여 자연스럽게 성 역할을 배우기 시작한다. 또한 성 역할은 사회 여건과 문화에 따라 어떤 사회나 지역, 국가마다 다를 뿐만 아니라 한 사회 내에서도 시대의 변화에 따라 다를 수도 있다. 전통적인 아버지는 생활 부양자, 어머니는 주부라는 역할이 변화하면서 양성성으로 바람직한 남성적·여성적 특성이 결합하여 공존하게 되었다.

우리 나라의 경우도 조선시대의 유교사상으로 인한 남아선호 사상, 남성의 사회 진출, 절대적인 부권과 가장의 역할, 여성의 현모양처와 가정주부로서의 복종적인 생각들이 이어져 왔다.

그러나 급격하게 사회의 산업화, 도시화가 되면서 점차 바뀌어 가고 있다. 특히 청소년기의 젊은이들에게 있어서는 심각한 가치관의 갈등과 혼란을 경험하면서 성 역할 파괴 현상이 더 광범위하게 이루어지고 있다.

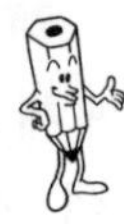

도우미

1. 성 역할의 이론으로 양성성(androgyny)

「andro」란 남성, 「gyny」란 여성을 의미하는데 양성적인 사람은 남성적인 행동과 여성적인 행동을 슬기롭게 잘 수행함으로써 더욱 다양한 행동을 나타내고 유연한 반응을 보이며 적절하게 효과적으로 대처할 수 있다. 현대의 청소년들은 성 역할을 형성하는데 기성세대에 비하여 훨씬 자유스럽다.

2. 우리 나라의 남성 우월주의 문화는

1) 성폭력과 강간 문제
2) 여성의 매춘문제
3) 미혼모 증가
4) 낙태수술의 증가
5) 원조교제
6) 혼외정사(외도) 등의 부작용을 낳고 있다.

3. 주부의 가정 내의 지위 변화 원인

1) 가족 기능의 변화로 핵가족화, 부부 중심과 가정 내 남편 부재 등
2) 여성 교육 확대 및 의식 변화로 여성학 공부, 여권 운동 확산 등
3) 남성 의식 변화로 가사노동 참여, 동반자 인식 등을 들 수 있다.

3 성 욕구

인간의 성욕(성적 충동, 성 욕구, libido, sex drive)은 기본적인 3대 욕구인 식욕, 물욕, 성욕 중의 하나이다. 성욕은 자연

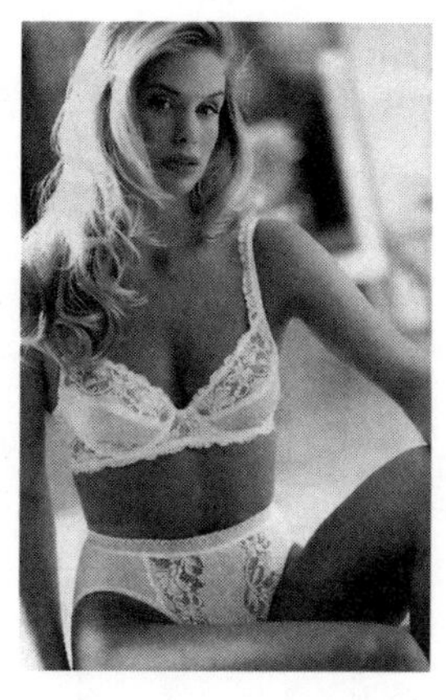

스럽게 나타나는 것으로 인간의 전인적 발달과 인격 형성에 중요한 역할을 하는 핵심 요소이다. 인간의 성욕에는 종족 보존의 욕망과 함께 사랑의 표현, 긴장감의 해소, 감정적 이완, 만족감 및 소속감을 느끼고자 하는 여러 가지 요소가 포함되어 있다.

동물의 성욕은 발정기 등 일정한 시기에만 나타나고, 조절과 절제가 불가능하기 때문에 생명을 건 투쟁을 통하여 발산할 수 있으나 인간은 전적으로 다르다. 인간은 때와 장소를 구분하지 않고 성욕이 나타난다. 그리고 성욕을 자기 스스로 조절할 수 있다. 성교를 통한 새 생명의 창조에 있어서 인간은 의도적 목적과 계획에 의하여 이루어지므로 사랑과 책임의식을 전제로 해야 한다.

따라서 인간의 사랑과 성욕과의 관계를 이해해야 한다. 사랑은 출생하여 성인으로 성장하여 가는 동안 학습하고 습득하는 것으로 이 발달 과정에 문제가 있으면 이성을 사랑할 때에도 잘 적응이 안 되고 원만한 관계 형성을 할 수 없게 된다.

우리 사회에서 성욕은 성인의 욕구로 취급된다. 성욕이 가장 강한 연령은 남성은 18세 경이고, 여성은 30대로 알려져 있다. 따라서 이성간의 성교는 임신, 출산, 유산, 낙태, 부모로서의 책임, 아기 양육 등의 문제가 따르므로 반드시 이것을 해결할 능력이 있어야 한다. 그러므로 올바른 성의식과 가치관을 가져서 성욕을 올바르게 방출 해소시키려는 노력이 무엇보다 중요하다.

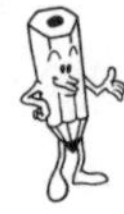 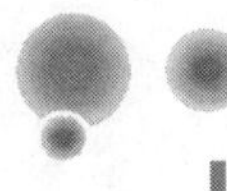

도우미

1. 인간의 성욕에 전제되어야 할 사항은
   1) 책임의식
   2) 애정과 신뢰
   3) 이성적 행위
   4) 훈련과 극복
   5) 성욕을 가꾸어 나가야 할 의무
   6) 올바른 성의 이해 등이 필요하다.
2. 성욕에 결정적인 역할을 하는 것은 문화와 의식이다.

4 성 생리

성적 반응은 정신과 신체의 밀접한 상호관계와 작용에 의하여 결정되며, 중추신경계가 중요한 역할을 한다. 남녀간의 생식기의 구조적·기능적 차이점은 뚜렷하지만 성적 흥분에 대한 신체적 반응 과정은 같은 점과 다른 점이 있다.

남녀간의 같은 점은 정신적 요인에 의하여 흥분이 될 수 있으나 다른 점은 여성에 비하여 남성은 어떤 자극에 대하여 반사적으로 흥분된다는 점이다. 즉, 반사적 흥분이란 심리적이나 정신적 요인과는 달리 단순한 물리적 자극이나 감각적 자극에 의하여 흥분되는 것이다. 또한 성적 흥분의 자극적 요소가 되는 정신적 원인성 요인이란 상대방에 대한 사랑, 존경, 호감, 상상, 열정, 집중, 좋아함 등과 같은 심리적 요소를 말한다.

따라서 남성은 반사적인 성적 흥분과 정신적 원인성 흥분 등 2가지 요인에 의해서 성적 흥분이 일어나지만 여성은 심리적으로 정서가 개입된 정신적 원인성 흥분을 하는 특성이 있다.

성적 자극에 대한 반응은 신체적 반응과 심리적 반응으로 나타난다. 또한 성적 자극에 대한 신체적인 반응주기(response cycle)는 흥분기, 정체기, 절정기, 해체기의 4단계로 이루어진다.

성 반응에서 남성과 여성의 차이점은 남성의 경우 자극에 대하여 곧 흥분하면서 발기가 되고 그 후 절정기에 한 번 도달한다. 이와 반대로 여성은 충분한 자극 시간이 필요하며 절정기를 여러 차례 경험하는 것이 가능하다. 또한 남성의 음경은 또 다시 흥분되어 발기되려면 어느 정도 시간(잠복기)이 필요하다.

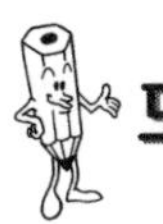 **도우미**

1. **성욕을 일으키는 5가지 요소**
   1) 음향(음악, 음성 등)
   2) 시각(나체화, 영화, 비디오 등으로 남성에게 가장 강렬함)
   3) 냄새(체취, 향수 등으로 여성에게 더 강렬함)
   4) 촉각(이성의 입술, 머리카락 등)
   5) 미각(술, 음료수, 기호음식, 땀) 등이 있다.
2. **성 반응의 4단계**
   매스터즈(Masters)와 존슨(Johnson)의 '인간의 성반응(1996)'

의 연구보고에 의하면

1) 흥분기 : 남성은 음경 발기, 여성은 질 분비물의 증가의
   시기
2) 정체기 : 남성은 사정을 참는 단계이고 여성은 오르가즘
   대 형성의 시기
3) 절정기(오르가즘기) : 최고의 성적 쾌감을 느끼며 남성은
   정액 방출(사정)이 이루어지고 여성은 질 근육의 수축
   운동으로 오르가즘 경험의 시기
4) 해체기 : 남녀의 모든 성 기관의 구조와 생리적 상태가
   평상시로 되돌아가는 시기로 분류한다.

2부
생명의 탄생

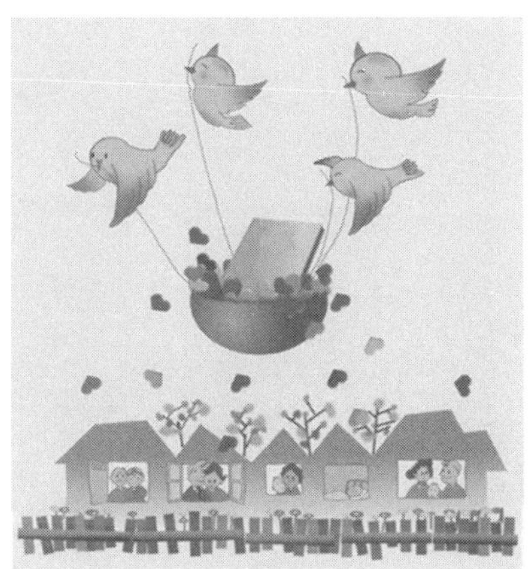

제3장 생명의 탄생

1 인간의 탄생과 성장

모든 생물에 공통적으로 존재하는 생명을 정확하게 말로 설명하기란 어렵다. 이러한 생명체는 언제 어디에서 어떤 경로로 이 지구상에 나타난 것일까? 우리는 어디에서 와서 어떻게 살다가 어디로 가는 것일까? 간단하게 설명할 수 없는 어려운 문제이다.

우리는 부모와 가족들의 사랑과 축복 가운데 엄마의 뱃속에서 10개월간 건강하게 지내다가 이 세상에 태어났다. 태어날 때 주위의 많은 사람들이 축하해 주었으며, 점차 몸이 자라고 마음이 성숙해 왔다.

자녀가 유아일 경우 유아기(만 2세~6세)라 한다. 아빠와 엄마는 '왕자님, 공주님', 할머니들은 '내 강아지야' 또는 '예쁜이'라고 부르는 때이다. 이때는 빠르게 말을 배워서 생각의 범위가 넓어지고 부모와의 대화, 친구와의 접촉도 이루어진다. 개인차가 있겠으나 남자 아이들은 자기 성기를 자주 만짐으로써 엄마한테서 약간의 핀잔도 듣는다. 3~4세가 되면 또래들과 잘 어울려 놀지만 때로는 말다툼과 싸움도 한다. 형제 사이에 서로 돕기도 하나 질투하기도 한다. 4~6세가 되면 유치원에도 가고 텔레비전의 만화 보기, 장

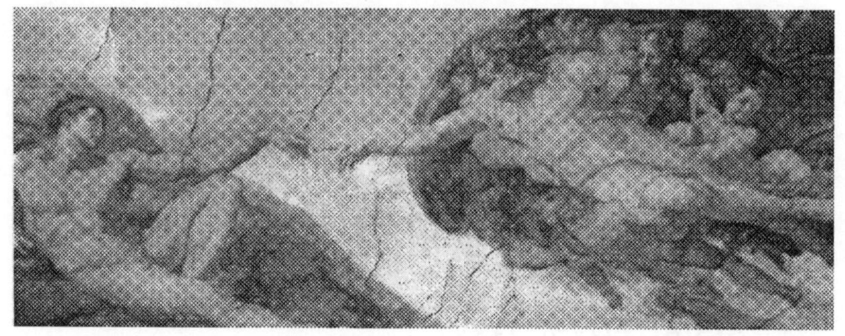

아담의 창조(미켈란젤로 작)

난감 블록쌓기, 그림 그리기, 오려붙이기, 공차기, 카드놀이, 고무줄놀이, 인형놀이, 컴퓨터 게임, 퍼즐 게임, 글자 읽기 및 쓰기 외에 요사이는 영어 공부도 하게 된다. "나는 컴퓨터 게임 대장이에요"라고 자랑하기도 한다.

자녀가 더 자라면 초등학교에 들어가는 아동기(학동기, 6~12세)의 소년, 소녀가 된다. 부모보다 친한 친구의 영향을 많이 받는 시기이다. 신체 발달은 성장이 약간 느려지나 운동 기능이 발달하여 달리기, 운동과 게임도 잘하게 된다.

학교 생활은 지적 발달이나 정서적 발달을 가져오게 한다. 또한 발달된 정신 능력을 지니며, 학교 생활을 통하여 사회와 문화를 배우게 된다. 친구 관계가 어린이 생활에 중요하고, 자기 스스로 감정을 조절하며 정시 표현을 잘 하게 된다.

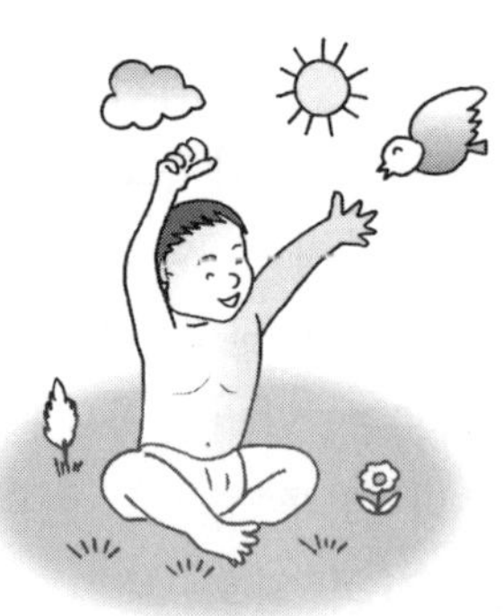

때로는 학교에 다녀오면 가방을 벗어 던져 버리고 숙제도 팽개친 채 정신없이 컴퓨터에 푹 빠지기도 한다. 신체 발달로서 전체적인

모습이 어른과 비슷해지며, 영구치도 나기 시작한다. 1년 평균적으로 키가 5.5cm 쯤 커지고, 몸무게도 2.7kg 정도 늘어난다. 이 시기는 청소년기 초기로 사춘기를 경험하기도 한다.

청소년은 생리적·인지적·성적·심리적 발달이 이루어진다. 생리적으로는 호르몬이 20배 증가하며, 청소년 초기 2~4년 정도까지 계속된다. 또한 남·여성호르몬이 분비되며 신체적 변화를 가져오기도 한다. 즉, 키가 자라는 것을 보면 소년은 10~16세에 시작되고, 1년에 10cm 이상씩 커져서 평균 25~35cm까지 자란다. 특히 다리가 먼저 길어진다. 근육의 극적인 발달도 있다. 소녀의 급성장 시기는 11세 정도이고, 12~13세 정도에 최고도에 달한다. 신체지방의 증대 현상도 있다.

이와 같은 소년 소녀들의 신체적 성숙과 더불어 청소년들이 사고형태도 성인 수준 정도의 지적 변화가 일어난다. 청소년기의 심리적 특성은 '아동과 성인 사이의 과도기'라는 점이다.

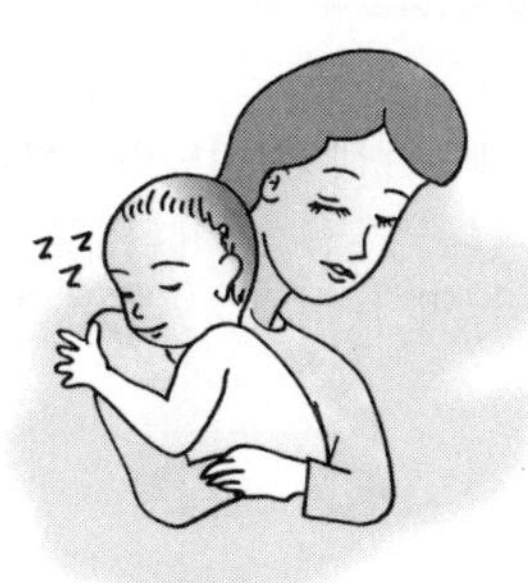

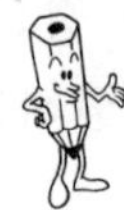

도우미

1. **유아기**는 생후 1년 내지 1년 반부터 만 6세에 이르기까지의 시기를 말한다. 자기중심성, 정서성, 구체성에 의하여 특징지어서 1) 유아전기 : 만 3세까지 2) 유아후기 : 그후 시기로 나눌 수 있다.

2. **생명의 기원**은 다윈(Darwin)이 주장하는 무기물에서 유기물로, 하등생물(아메바 등)에서 점차 진화하여 원숭이를 거쳐 인간이 되었다는 진화설(1859), 하나님이 각각의 동식물과 생물들을 종류대로 창조하였다는 창조설과 모든 생명체가 우주, 외계에서 왔다는 우주도래설(천래설) 등 학설이 있다. 우주도래설은 가능성이 희박하기 때문에 제외시킨다.

3. **인간은 세 번 태어난다**. 즉 육체적 탄생, 청년기의 정신적 자아탄생 그리고 사명감을 깨닫는 사명적 자아 탄생이 있다.

4. 태어난 후 인간은 16배, 캥거루는 1,600배, 북극곰은 100배 이상 자란다.

5. **트윈스 세대**(twins generation)는 8~12세의 아동들을 말한다. 이러한 아동들을 위하여 최근에는 액세서리, 패션, 화장품 시장이 트윈스화하는 추세이다.

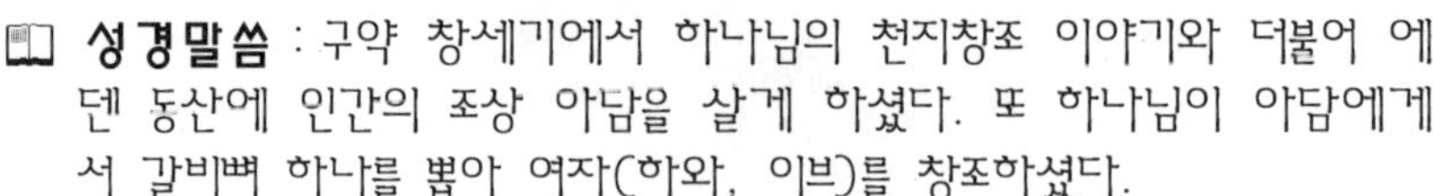

성경말씀 : 구약 창세기에서 하나님의 천지창조 이야기와 더불어 에덴 동산에 인간의 조상 아담을 살게 하셨다. 또 하나님이 아담에게서 갈비뼈 하나를 뽑아 여자(하와, 이브)를 창조하셨다.

2 인간의 몸과 생리

　모든 생물은 세포로 이루어져 있다. 사람의 몸도 아주 작은 세포들로 구성되어 있다. 어른의 경우 약 100조의 세포로 이루어져 있다. 인체는 외모로 보면 머리, 목, 가슴, 배, 팔, 다리 등 6개 부분의 고체로 보이지만 실제는 65%가 액체로 되어 있다. 정밀한 기계나 컴퓨터와는 비교가 안 될 만큼 매우 복잡하고 다양한 구조와 기능을 가졌다.

　사람은 동물학상 포유류이자 척추동물에 속한다. 이러한 세포들이 모여 신경이나 피부 등의 조직을 만들며, 조직은 위, 심장, 간 등 여러 기관계를 형성한다. 각 기관들이 서로 연락을 취하고 모두 조화로운 조절을 통하여 인체는 생명 현상을 유지한다. 이러한 정상적인 유지가 깨어질 때 질병이나 암이 생겨 우리의 생명을 위협하게 된다. 마찬가지로 한 가정에서도 부모와 온 가족들이 자기 맡은 일을 잘

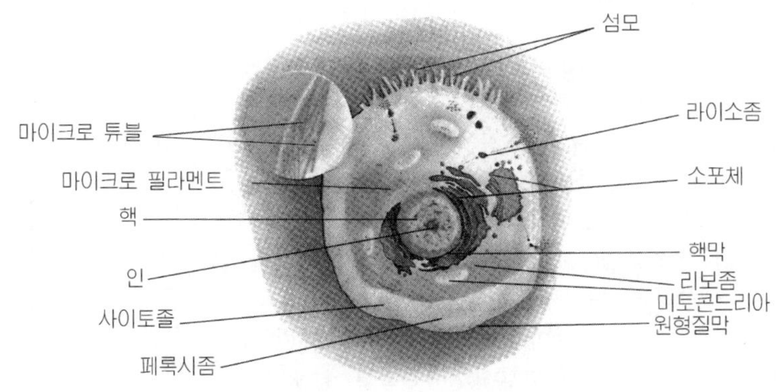

일반적인 세포의 구조

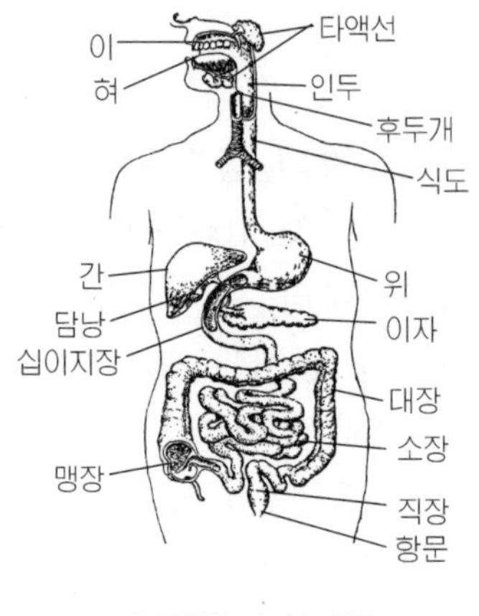
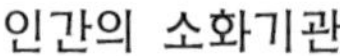

인간의 소화기관

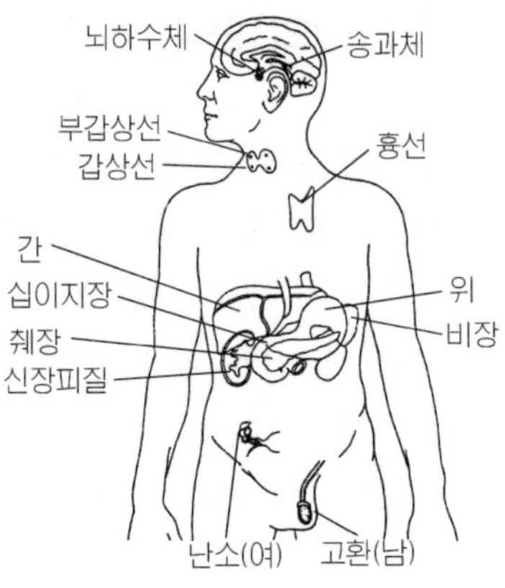

인간의 내분비기관

처리해 나가면서 조화를 이루어야 건강하고 행복한 생활을
유지할 수 있게 된다.

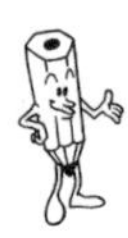
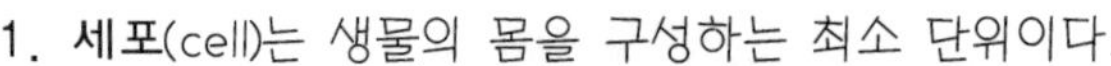

도우미

1. **세포**(cell)는 생물의 몸을 구성하는 최소 단위이다.
   1) 세포가 1개로 단세포생물인 원(시)핵생물(prokaryotes :
      세균, 방선균, 남조류, 규조, 클로렐라, 아메바 등)과 다세
      포생물인 진핵생물(eukaryotes : 원핵생물을 제외한 효
      모, 곰팡이, 버섯, 동·식물, 사람 등)로 나뉜다.
   2) **세포분열**(cell division)은 하나의 세포가 둘 또는 여러
      세포로 나누어지는 일로 유사분열(mitosis, 간접분열로
      핵분열과 세포질 분열), 감수분열(meiosis, 생식세포형성)
      과 무사분열(amitosis, 직접분열)이 있다.
2. **포유류**(mammalia)는 새끼에게 젖을 먹여 키우는 젖먹이 동
   물로서 체온이 일정하다. 동물 중에서 가장 발달되었으며,

고슴도치, 토끼, 원숭이, 고래, 호랑이, 사자, 코끼리, 말, 소, 사람 등이 포함된다.

3. **척추동물**(vertebrata)은 '등뼈동물'이라고도 하며 척추(등뼈)를 가진 동물을 말한다. 어류, 양서류, 파충류, 조류 및 포유류를 포함한다.

4. **사람의 경우** 호흡기관, 소화기관, 근육기관, 순환기관, 배설기관, 생식기관, 신경계통, 감각계통 등이 모여 완전한 하나의 인체를 만든다. 각 기관의 활동을 위한 에너지의 생산과 그 활동 모두를 조절하는 것이 신경계통이다.

3 인간의 마음

인간은 육체와 정신으로 이루어진다. 마음이란 정신, 생각이라고도 할 수 있다. 사람에게 있어서 마음은 주인이요, 몸은 종(하인)이다. 마음을 설명하기란 결코 쉽지 않다. 육체의 각 기관의 작용과 여러 가지 환경적 요인에 의하여 나타나는 복잡한 과정이기 때문이다.

우리의 마음가짐 즉 어떤 생각을 가지고 있느냐가 가장 중요한 일이다. 우리는 어떤 상황에 대하여 뇌에서 종합적으로 판단하여 명령을 내리면 몸이 움직이게 된다.

따라서 우리가 적극적·합리적·긍정적인 생각과 자기를 사랑하는 마음을 가져야 한다. 또 올바른 생명관을 가짐으로써 우리의 마음 밭이 옥토로 좋은 나무를 키우고 많은 열매를 맺게 됨은 당연한 이치다.

좋은 생각(positive thinking)을 가지려면 우선 좋은 책을 많이 읽어야 한다. 특히 위인전은 초등 학생들에게 좋은

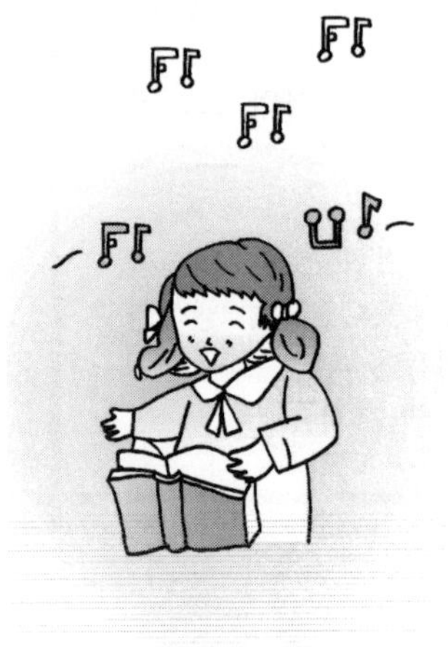

영향을 미치게 된다. 미국의 16대 대통령 링컨이나 헬렌 켈러처럼 어려운 환경을 이겨내고 성공한 사람들이 많이 있다. 주위 환경에 대하여 불평하거나 원망하지 말고 큰 꿈을 가지고 열심히 노력하자. 그러면 반드시 이루어질 것이다. 기쁨과 자신감, 사랑과 행복, 소망과 감사하는 마음은 우리를 더욱 좋은 생각을 가지게 할 것이다.

그러나 이와 반대의 생각을 가지고 있다면 병든 마음이 되고 우리의 몸도 병들게 된다. 인생의 훌륭한 목표를 세우자. 꿈이 없는 사람은 죽은 것이나 다를 바 없다. 또한 좋은 종교를 통한 신앙심은 우리의 생각과 삶을 기름지게 할 것이다.

이러한 좋은 생각은 좋은 행동과 습관을 가져온다. 나아가 좋은 습관은 좋은 성격을 형성함과 동시에 밝고 성공적인 미래가 열리게 된다. 마음의 건강은 몸도 건강하게 할 뿐만 아니라 성적 건강에도 직접적으로 영향을 미친다. 좋은 생각, 건전한 생각은 성장기의 자녀들과 사춘기의 청소년들에게 더욱 중요하다. 이러한 노력들이 한데 어우러져 우리는 모두 마음과 몸이 건강하고 성공적인 삶을 영위함으로써 행복한 인생이 되도록 하자.

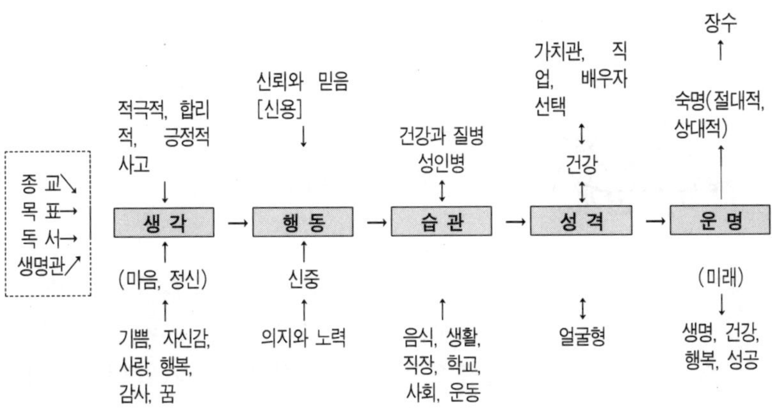
인간의 생각과 미래

적극적, 합리
적, 긍정적
사고
↓

신뢰와 믿음
[신용]
↓

건강과 질병
성인병
↕

가치관, 직
업, 배우자
선택
↕
건강

장수
↑

숙명(절대적,
상대적)
↑

종 교
목 표
독 서
생명관

생 각 → 행 동 → 습 관 → 성 격 → 운 명

(마음, 정신)

신중

(미래)
↓

기쁨, 자신감,
사랑, 행복,
감사, 꿈

의지와 노력

음식, 생활,
직장, 학교,
사회, 운동

얼굴형

생명, 건강,
행복, 성공

제4장 사랑스러운 가족과 성교육

1 가족관계

나의 가족은 아빠, 엄마 그리고 형제, 자매 등이 있고, 할아버지, 할머니, 삼촌, 백부, 숙부, 고모, 사촌, 고종사촌들이 가까운 친척들이다. 외가쪽에는 외할아버지, 외할머니, 외삼촌, 이모, 외사촌, 이종사촌들도 있다. 또 족보를 통하여 증조 및 고조부모 등 조상들을 거슬러 올라가면 먼 친척들과 혈통적으로 인간관계를 맺고 살아가고 있음을 알 수 있다.

얼마 전까지는 전통적인 대가족제도의 가정들이 많았었다. 그러나 요사이에는 도시화, 산업화가 되면서 우리 가족만 살아가는 핵가족들이 대부분이다. 핵가족은 단란하고 화목하며, 개인주의로서의 좋은 점도 있으나 가족들간에 끈끈한 사랑과 정, 웃어른의 가정교육, 아빠와 엄마의 역할 등 여러 가지 면에서 부족한 점도 나타나고 있다.

우리의 주위에는 아빠나 엄마가 안 계신 가족, 아빠와 엄마가 모두 안 계신 소년 소녀 가장이 꾸려 가는 가정도 있는데 서로 돕도록 해야 한다.

부모님이 서로 사랑하고 결혼하여 행복한 가정을 이루면서 우리를 낳아 길러 주셨으니 부모님께 더 효도하는 마음을 가져야 한다. 또한 형제와 자매간에 서로 사랑하고 우애하는 가운데 더욱 감사함을 느껴야 할 것이다.

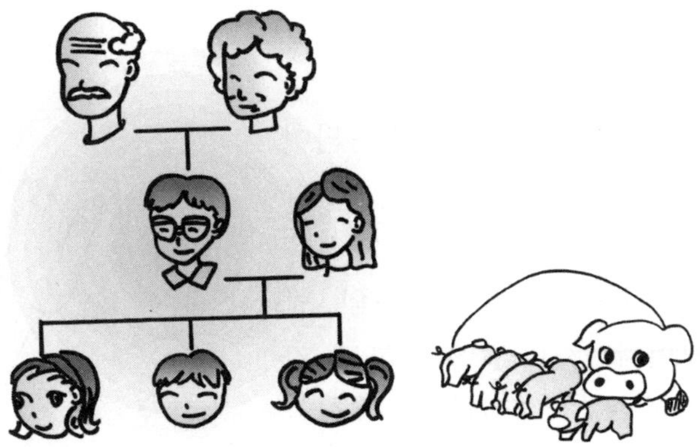

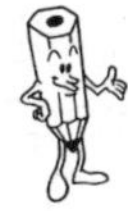 # 도우미

1. **족보**(genealogy)란 한 종족의 계보인데 아버지를 중심으로 혈연관계를 도표식으로 나타낸 책이다.
2. **대가족**(large family)은 '확대 가족'이라고도 하며, 가부장제 가족제로서 가부장제적 가족이다. 한 집에 할아버지, 할머니와 가족 및 가까운 친척들끼리 한데 모여 사는 운명공동체이다.
3. **핵가족**(nuclear family)은 '소가족' 또는 '근대가족'이라고도 한다. 부부와 그 미혼의 자녀를 중심으로 이루어지는 가족을 말한다.

2 부모의 역할

남녀가 결혼하여 부부가 되어 한 가정을 이루고 자녀를 낳아 양육함으로써 부모가 된다. 가정은 부부를 중심으로 하는 가족의 공동생활체이다. 자녀를 출산하고 기르며, 의식주를 해결하고 휴식을 취하는 보금자리이다. 또한 자녀의 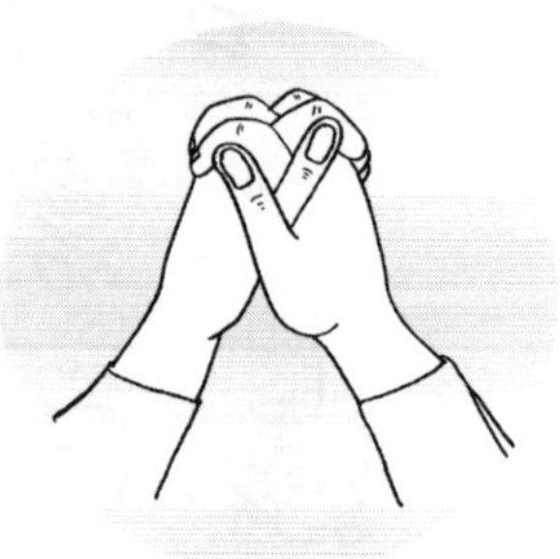 교육이 이루어지고 종교생활을 하게 하는 곳이기도 하다.

아빠나 엄마가 계시지 않거나 부모의 재혼이나 이혼 등은 자녀에게 부정적인 영향을 끼칠 수 있다. 우리가 화분에 화초를 키워보면 사랑으로 물을 잘 주고 가꿀 때 잘 자라지만 그렇지 않을 때는 시들고 병이 드는 것을 볼 수 있다. 마찬가지로 부모는 자녀들을 사랑으로 양육해야 한다.

생애 첫 3년 동안 경험이 아기의 개성과 재능을 형성하는데 매우 중요하다는 사실들이 밝혀지고 있다. 또 아동들

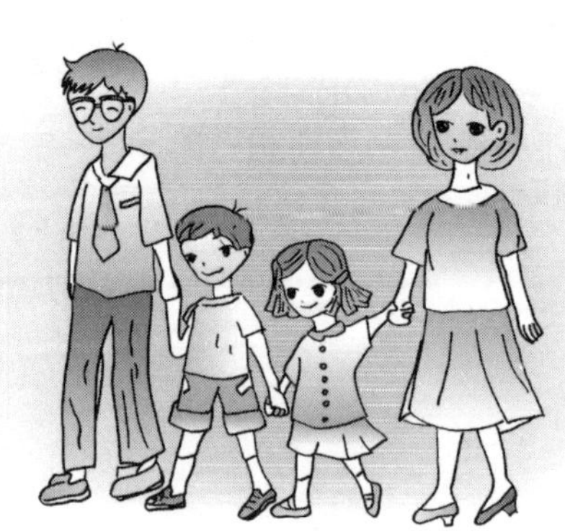

은 3∼6세 사이에 적절한 남자와 여자로서의 성 역할을 배워가는 때이다. 유치원 등에서 남자, 여자 아이들의 놀이와 가정에서 부모들의 역할은 자녀들의 성 역할 고정에 큰 영향을 미친다. 이러한 남자, 여자 아이로서의 성 고정관념은 일상적인 생활과 장래 인생의 결정 문제까지 광범위하게 커다란 영향을 끼친다. 이러한 성 역할이 잘못되면 성적 정체감 장애 현상이 있을 수도 있다.

따라서 자녀 성장기인 이 시기는 사랑이 최고이다. 인간에게 마음의 양식은 사랑이고 애정이고 관심이다. 어린이 시절에 사랑을 충분히 받았느냐, 잘못된 사랑을 받았느냐에 따라 어른이 되어 원만하고 행복한 사람이 될 수 있는지 여부가 결정되기 때문이다.

'세 살 버릇 여든까지 간다'는 속담이 있듯이 자녀들을 온실에서 키운 화초가 아니라 들에서 자란 들풀처럼 강인하게 키워야 한다.

청소년기에는 신체적으로 2차 성징을 나타내는 급격한 변화를 겪으며, 정신적으로도 감정이 매우 유동적이며 가변적

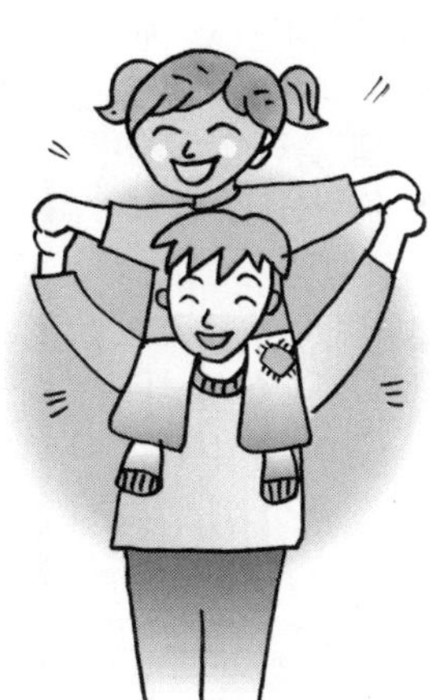

이다. 또한 상식적으로 이해할 수 없는 너무 엉뚱하고 민감한 청소년들은 충동적으로 나쁜 행동을 저지르기도 한다. 자아를 형성하는 이 과정에서 부모를 비롯한 기성세대에 반항을 하는 경우도 있다.

따라서 가정에서 부모와 자녀간에 가능하면 같이 식사를 함께 하거나, 집안 일을 돕도록 하는 것도 좋은 일이다. 특히 다른 사람을 배려할

수 있는 자녀가 되도록 교육시켜야 한다. 부모와 형제들긴에 대화가 진지하게 이루어져 청소년들이 슬기롭고 올바르게 사춘기를 보낼 수 있도록 도와주어야 하리라 본다.

부모의 언어, 행동, 식성과 취향을 자녀가 닮아가게 마련이니 부모 스스로가 먼저 모범을 보이는 것 역시 중요하다.

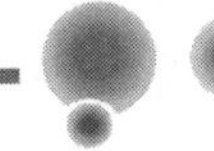

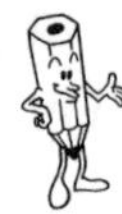

도우미

1. **성적 정체감 장애**는 유전적(신체적)인 성과 성 역할(sex role, 남녀의 각기 다른 생각과 행동)이 바뀌어져서 일치하지 않는 경우를 말한다. 즉 남성이면서 여성, 반대로 여성이면서 남성의 성 역할을 하는 경우를 말한다.

2. **부모와 가족들**은 '남녀 모두 동일하다'는 생각을 가지고 바꿔 바꿔요. 최근 신세대 부모들에 의해 지금까지의 남아선호 사상이 많은 분야에서 사라지고 있음은 다행스러운 일이다. 헌법은 「남녀평등 기본법」이 발효(1998)되어서 법적으로도 평등을 보장하고 있다.

3. **자녀들이 듣고 싶어하는 말**은 "엄마, 아빠도 너만 할 땐 잘하지 못했어. 네가 참 자랑스럽구나. 엄마, 아빠는 너만 보면 힘든 줄을 모르겠다. 널 믿는단다. 너의 솔직한 모습이 참 좋구나. 너를 제일 사랑한다. 엄마, 아빠는 네가 없었다면 어떠했을까?"

4. 가정이 핵가족화 되면서 **자녀교육**을 엄마에게만 맡기는 것은 큰 잘못이다. '한 사람의 아버지가 백 명의 선생보다 낫다.'는 말을 기억하자. 아버지의 역할이 대단히 중요하다.

5. **부모와 자녀간의 대화단절 원인은**
   1) 가정의 핵가족화
   2) 맞벌이로 인한 가정 내에서 부모의 역할 소홀
   3) TV, 비디오 시청이나 PC 활용시간의 과다

4) 입시 경쟁으로 인한 학교 성적에 대한 스트레스 누적

5) 도시의 경우 이웃간의 단절

6) 구조적 또는 기능적 결손 가정 증가

7) 이기적이고 경쟁적인 부모 감정

8) 세대차에 의한 갈등과 가치관의 혼란 등이 있다.

6. 자녀 교육의 7계명

1) 무조건 "~하지 말라"라는 말을 하지 말라.

2) 매사를 남과 비교하지 말라.

3) 매사에 "이래라 저래라" 하지 말라.

4) 한번 실수했다고 "이 바보야"라고 말하지 말라.

5) 매사를 남과 비교하지 말라.

6) 자녀에게 아무 말이나 행동으로 화풀이하지 말라.

7) 말끝마다 "네 까짓게 뭘 한다고" 하면서 기를 죽이지 말라.

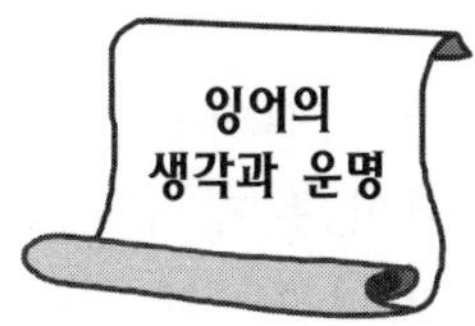

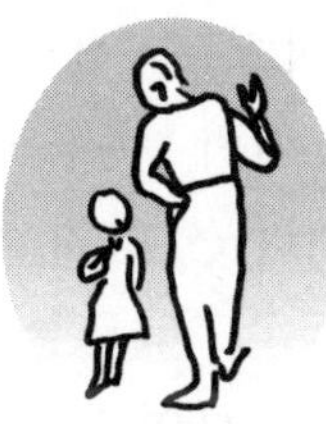

어떤 호수에 한 잉어 가족이 단란하게 살고 있었다. 일곱 형제들이 사이좋게 지내는가 하면 어떤 때는 먹이 때문에 몹시 다투기도 했다. 엄마와 아빠 잉어는 자식들에게 "세상에 공짜란 없다. 미끼처럼 물 한가운데 떠 있거나 먹음직스럽게 뭉쳐 있는 것은 절대 먹지 말라."고 여러 차례 가르쳐왔다. 오래 전 첫째 잉어가 잡혀갔고, 얼마 전 이웃집 형제들도 덥썩 지렁이를 물었다가 잡혀 갔다면서 울고불고 야단법석을 피우는 것을 보았기 때문이다. 둘째가 언제나 "미끼를 보면 입 끝으로 조금씩 뜯어먹거나 잽싸게 떼어 먹을 수 있어"라고 하면서 으스대었다. 그런데 어느날 둘째는 형제들 앞에서 자랑이나 하듯이 뽐내다가 입 안 인두치에 걸려 끌려가고 말았다. 힘을 다하여 몸부림쳤지만 아무 소용이 없었다. 교만한 둘째의 운명은 어떻게 되었을까?

3 부모의 성교육

부모는 자녀의 거울이다. 가정에서 부모는 자녀에게 도덕과 윤리 교육을 가르치고, 모범을 보이는 최초의 스승이다. 더 나아가 성교육(sex education)도 해 주어야 한다. 왜냐하면 가정은 어린이에게 사회를 배우는 최초의 장소이기 때문이다. 즉 부모는 자녀에게 선생님이며 똑같이 되고 싶은 대상이고 모델이다. 남자 아이는 아빠를 통하여 남자로서의 역할을, 여자 아이는 엄마를 통하여 여자로서의 역할을 배우게 된다.

따라서 부모는 사회의 새로운 경향에 관심을 가져야 한다. 또한 부모 자신도 성에 대해 긍정적인 생각을 가져야 함이 중요하다. 자녀의 성장 단계에 따라서 성교육에 필요한 기초지식을 알아야 한다. 부모들이 성에 대한 지식은 체계적으로 정립되어 있지 않다. 또한 성에 대한 무지와 성을 쾌락 추구의 도구로 사용하면서도 금기시하는 음성적인 우리 사회의 성에 대한 모순과 이중성이 문제이기도 하다. 우리 부모들이 사랑하는 모습들을 자녀들에게 가르쳐 주거나 보여주지 않고 오히려 관심을 나타내지 않고 있다.

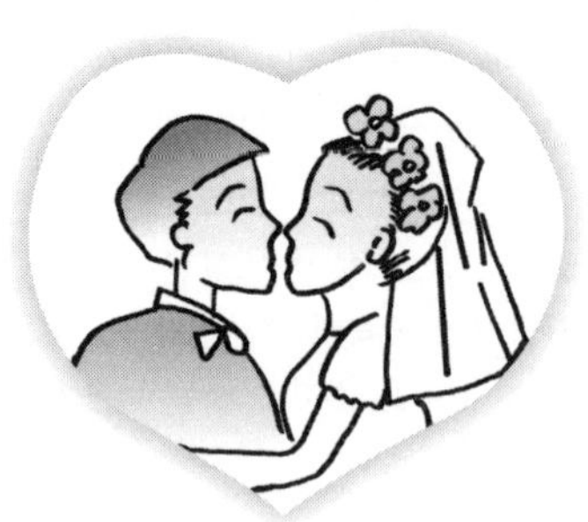 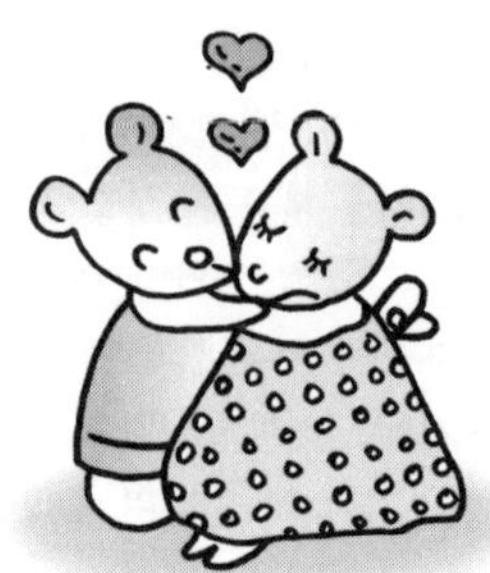

이러한 현실에서 자녀들은 부모 모르게 만화방, PC방, 인터넷을 통하여 성에 관한 것들을 무한대로 보고 느끼고 배우게 되는 것이다. 이런 과정이 결코 바람직한 방법은 아니다.

무엇보다도 부모는 성에 대한 정확한 지식을 먼저 배우고 알아야 한다. 부모가 모른다고 해서 자녀들이 모르고 있을 것이라는 생각은 잘못이다. 상상할 수 없는 많은 양의 성의 정보가 넘쳐나고 있기 때문이다. 부모는 성교육을 통하여 자녀들과 자연스러운 대화를 나누면서 훌륭한 성교육자이자 성 상담자가 되도록 관심을 가지고 끊임없이 노력을 해야 한다.

더불어 부모들도 인터넷을 배워서 자녀들과 인터넷을 함께 하는 것도 좋다. 또한 사이버 공간에서 어떤 마음가짐과 태도(네티켓)를 가져야 하는지를 가르쳐 주는 것도 필요하다. 특히 성인용 음란물 등에도 관심을 가져서 자녀들이 이러한 음란물에 빠지지 않도록 유의해야 한다. 아울러 부모 스스로도 사랑과 행복을 자녀들에게 보여주도록 하며, 올바르고 건전한 가정생활과 부부생활을 유지하도록 노력

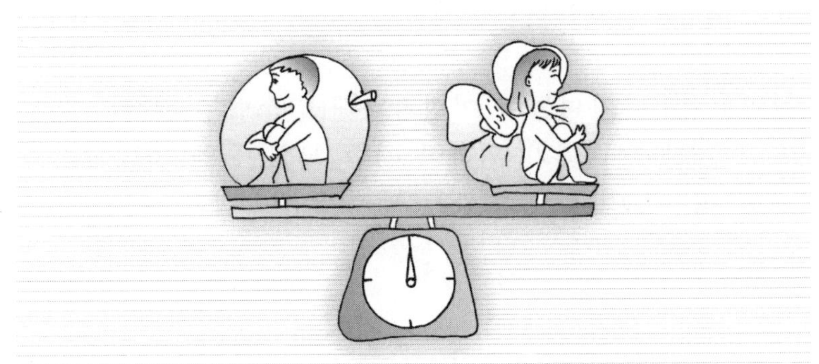

해야 한다.

또한 부모들은 자녀들에게 남녀 구분하지 말고 동등한 성 의식을 가지도록 부모의 적극적인 생각과 행동의 변화가 필요하다. 즉 지금까지의 남자 아이는 적극적·능동적·활동적이어야 하고, 여자아이는 소극적·수동적·순종적이어야 한다는 잘못된 고정관념을 과감히 던져 버려야 한다. 우리 모두는 태어나면서부터 남자와 여자는 모두가 평등하다. 자녀를 키울 때 너무 남자와 여자를 구분하지 말고 똑같이 잘 키우도록 하자.

또한 사춘기의 자녀들은 성에 대하여 가장 호기심이 많고, 고민을 많이 하는 시기다. 이 시기는 대학 입시를 준비하는 인생에 있어 언제보다도 중요한 때이므로 누구보다도 부모는 자녀의 고민을 잘 이해하고 해결하도록 도와주는 역할을 해 주어야 한다. 그러나 이러한 일들이 결코 쉬운 일은 아니다. 그렇다고 해서 모른 체하거나 무관심할 수도 없다. 가르쳐 주고 이끌어 주어야 한다.

순결에 대하여 교육할 때는 남녀의 몸가짐에 대한 교육이 되어야 한다. 무조건 순결을 지켜야 한다는 맹목적인 강요보다는 순결의 필요성, 임신과 출산, 성병, 낙태, 미혼모 등 부작용에 대하여 자세히 설명해 주는 것이 바람직하다.

그리고 10대 자녀들이 이성과의 자연스럽고 건전한 만남, 교육적인 만남이 되기 위하여 가족 모임 등에 초대하는 등 건전한 이성 교제를 도와주는 배려가 필요하다.

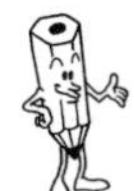 **도우미**

1. **성교육**은 '순결 교육' 또는 '정조 교육'이라고도 한다. 어린이들에게 자기 몸과 마음의 성장에 대한 올바른 성 지식과 성 가치관을 가지도록 심어주는 교육이다. 즉 훌륭한 남녀관계를 목표로 남녀의 특징과 역할을 이해하고 행동, 존경, 협력과 신뢰의 바탕 위에 인간의 행복한 생활을 목표로 한다.

2. 부모가 **자녀에게 성교육**을 할 때 강조되어야 할 사항들은
   1) 인간은 성이나 나이에 관계없이 존중받아야 한다.
   2) 자신의 행동이 다른 사람에게 미치는 결과에 대하여 책임져야 한다.
   3) 사춘기에 일어나는 성욕(성적 욕구, 성 충동)도 인간의 자연스러운 욕구이다.
   4) 상대방에게서 부당하게 성적 요구를 할 때는 단호하게 거부해야 한다.
   5) 때와 장소, 대상에 따라 욕구를 조정하고 통제하는 자제력을 가지도록 해야 한다.

3. **인터넷**(internet)은 멀리 떨어져 있는 컴퓨터 사이를 통신선을 이용하여 연결시켜 서로 정보를 주고 받는 시스템을 말한다. 온라인(on line)은 인터넷이 연결된 상태이다.

4. 자녀의 연령에 따른 **인터넷 사용법**은
   1) 2~4세 : 아기는 부모와 가족이 이용하는 모습을 보며, 컴퓨터에 익숙해진다. 3세쯤 되면 자녀에게 적합한 사이트를 찾아 보여준다.
   2) 4~7세 : 아이가 부모와 함께 컴퓨터를 탐색할 수 있는 나이이다. 부모와 자녀가 인터넷을 함께 하면서 더욱 친밀해지게 된다.
   3) 7~10세 : 자녀 스스로 인터넷을 더 많이 탐색하도록 격려한다. 단 가족이 쉽게 접촉할 수 있는 거실, 부엌 등에 컴퓨터를 두도록 한다. 이 시기부터는 음란물 차단, 소프트웨어 등을 이용해 자녀를 통제하는 게 필요하다.

4) 10~12세 : 학교 숙제나 스포츠 음악 등 취미활동에 인터넷을 이용하도록 유도한다. 또 자녀가 얼마나 자주, 어떻게 이용하는지에 제한을 둔다. 12세는 추론을 시작하며 가치관을 형성하는 시기로서, 인터넷에 등장하는 모든 정보가 가치있는 것이 아니라는 사실을 이해시켜야 한다.

5) 12~14세 : 사회성이 크게 발달하는 시기로 채팅을 즐긴다. 자신의 개인 정보를 유출하지 않도록 주의를 주고, 부모가 허락하기 전에는 인터넷에서 접촉한 사람을 만나거나 사진을 교환하지 못하게 한다.

6) 14~17세 : 온라인과 오프라인에서 위험한 행동을 할 기회가 많다. 부모가 인정할 수 없는 행동을 했더라도 너무 예민하게 반응하기보다는 자신의 10대 시절을 돌이켜 보도록 한다. 당장 인터넷 사용을 금지시키지 말고, 같은 일이 되풀이되지 않도록 유도하는 것이 낫다.

5. **네티켓**은 인터넷을 사용하는 네티즌들이 인터넷 상에서 지켜야 할 예의 범절을 말한다. 즉 인터넷 예절이다.

4 선생님의 성교육

성이라 하면 '생물학적인 성(선천적인 성, sex)'으로 성별과 관련한 성기구조와 기능, 생명의 탄생으로 임신과 출산, 피임과 인공 임신중절(낙태), 성반응, 성감대, 성교, 성병과 에이즈, 성기능, 성폭력 등 성의 지식과 단순한 남녀간의 성관계만을 연상시키고 있는 듯하다.

그러나 최근에는 '사회학적인 성(후천적인 성, gender)'에 더욱 관심을 가지게 되었고, 남성과 여성의 몸집, 행동, 태도도 중요하게 다루어져야 한다.

최근 초등학생들에게도 조기 성교육이 필요하다. 왜냐하면 신체적 성장이 빨라져 조기 성숙 현상이 나타나고 있다. 또한 성에 대한 정보가 넘쳐나고 무차별적인 음란성이 도를 넘고 있기 때문이다. 아울러 성에 대한 고민과 불안으로 성적 호기심과 충동이 심각한 사회 문제로 등장하고 있다. 중·고등학교의 경우는 우선 성교육을 할 수 있는 효율적인 여건을 조성해야 한다.

우선 성교육 시간을 배정해야 한다. 이어서 성교육 교재의 선정 및 구입, 학습지도안의 작성, 다양한 자료의 파악 및 구입, 특히 모니터, 비디오 등의 성교육 영상 자료를 검색, 내용 분석도 해야 한다. 성교육 교사의 연수를 통하여 교사들의 수업능력을 향상시키고, 수업에 자신감을 가질 수 있도록 하는 것이 좋다. 또한 스크린, 컴퓨터 등을 보조자료로 활용하여 더 교육적 효과를 높이는 것이 바람직하다.

아울러 제도적으로 초·중·고에 정규 과정의 성교육 시간을 두고 성장발달 단계에 따른 성교육이 실시되어야 한다. 따라서 정규교육으로서의 성교육, 예방교육으로서의 성교육, 치료 과정으로서의 성교육(상담) 등을 효과적으로 수행하는 방안 강구가 중요하다.

신세대들의 성개방 풍조는 더 이상 통제할 수 없는 상태에 다다른 느낌이다. 따라서 성의 상품화, 인간성의 상실, 비인격화와 성의 자유화 내지 개방화에 우리 어린이들이 슬기롭게 대처하도록 하는데 선생님들의 사명감이 더욱 크다. 무엇보다 성교육을 담당하는 선생님은 전반적으로 정확한 성의 지식과 성에 대한 올바르고 바람직한 가치관을 가져야 한다. 그리고 진정한 전인교육과 더불어 예방교육이 되도록 해야 한다.

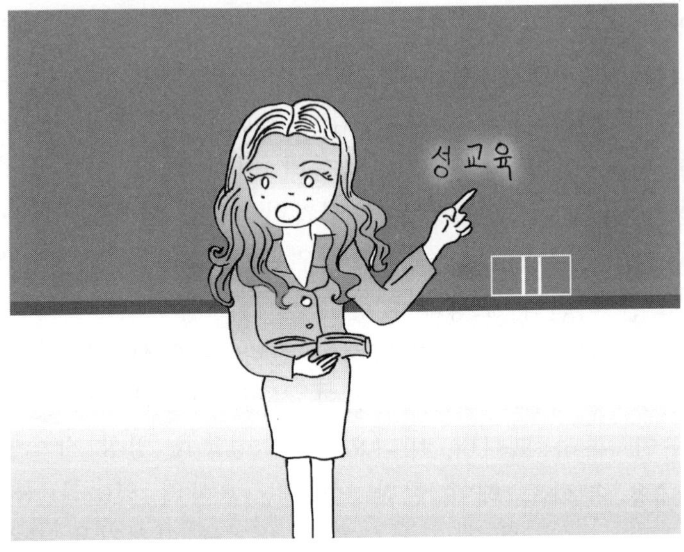

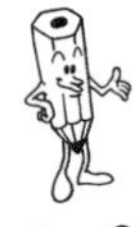 # 도우미

1. **음란성**의 도란 음란하고 난잡함의 정도를 말한다.
2. **전인교육**은 지식이나 기술 등에 치우침이 없이 인간성을 전면적·조화적으로 발달시키는 것을 목적으로 하는 교육이다.
3. **성교육을 담당할 선생님들의 고려되어야 할 관점과 태도는**
   1) 남녀는 함께 존중해야 할 인간이며, 육체적으로 다르다는 것이 곧 인격과 지위와 고정된 역할이 다른 것이 아님을 인정해야 한다.
   2) 교사는 스스로 성에 관해 부담없이 어떤 이야기도 해 줄 수 있는 마음의 준비가 되어 있어야 한다.
   3) 대상 학생들의 설문지를 통한 실태와 질문 내용을 미리

파악하여 그 내용을 실시하고, 수업 후에 이해도를 다시
파악하여 다음 시간에 반영 교육한다.
4) 성에 대하여 너무 많은 이야기를 너무 깊이 있게 해 주
는 것이 아닐까 하는 두려움이나 염려를 가질 필요는 없
다. 오히려 잘못된 성지식을 고쳐 줄 기회이다.
5) 객관적으로 자세히, 사실적으로 교육과 지도를 하며, 정
확한 용어를 사용한다.
6) 교사의 도학자 같은 태도는 금물이다.

4. 성 상담자의 자세

1) 상담에서 지녀야 할 기본적인 가치관은 인간의 존엄성
존중, 동등한 기회 부여, 자아 실현 능력 소유, 상호간
책임을 느끼고 책임의 공유 등
2) 구체적인 원칙은 내담자에 비판적 태도는 금물, 스스로
해결 능력 권장, 비밀 보장, 긍정적 수용, 개별화 등
3) 상담자 자신이 지켜야 할 의무는 겸손, 동정, 진실, 친절
등, 사랑과 따뜻한 마음의 배려, 진심의 전달, 경청 및
본인 스스로 해결 방안 강구 조력, 상담 지식 및 기술
습득 등
4) 상담자의 의무로서 과잉 보호 및 설교, 훈시, 책망 등은
금물, 존댓말을 사용하되 방관이나 무관심 금물, 비밀 절
대 유지 등,
5) 효과적인 상담 진행을 위해서는 진실성과 일관성, 공감
적 이해, 무조건적 긍정적 관심, 구체성을 시종 일관 유
지해야 한다.

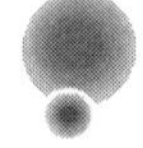

5 초등학교의 성교육

초등학교에서 어떤 방법과 어느 수준으로 성교육을 해야
하는가?
자녀들이 성장기에 따른 성교육 내용을 확실히 구분시켜

교육하고 지도하기란 쉬운 일이 아니다. 왜냐하면 자녀들이 연령보다 조기성숙하고 TV와 각종 매체에 의하여 성에 관한 지식과 정보를 많이 접할 수 있기 때문이다. 요사이 PC활용의 보편화는 우리의 상상을 넘어 자녀들의 성 지식이 풍부한데 비하여 부모 세대들은 성에 대하여서는 왜곡되거나 단편적인 지식, 또는 무관심, 무지 등인 현실을 부인할 수 없다. 따라서 초등학교의 성교육이 소홀하거나 형식적으로 행해지므로 인하여 더 심각한 현상들이 일어나고 있음도 사실이다.

본 교재를 교재로 하여 성교육을 실시한다고 가정하면

초등 1~2학년은 1부 성문화와 인간의 성 1장 성과 성문화로 1. 성이란 무엇인가, 2부 생명의 탄생으로 1. 인간의 탄생과 성장 2. 인간의 몸과 생리 3. 인간의 마음 등

3~4학년은 1부의 2장 인간의 성으로 1. 남녀의 성차 2. 성 역할, 2부의 4장 사랑스러운 가족과 성교육으로 1. 가족관계 2. 부모의 역할 등

5~6학년은 2부 생명의 탄생 5장 인간의 출생으로 1. 정자와 난자의 발생~8. 쌍둥이, 3부 청소년기의 변화 6장 청소년의 신체 변화로 1. 사춘기의 의미 2. 2차 성징 3. 여성의 신체 변화 4. 남성의 신체 변화 등과 또한 아름다운 성으로써 미혼모, 우정과 동성애, 이성친구와 건전한 이성교제법, 인터넷 성폭력 등을 건강한 성으로서 음주, 흡연, 마약, 환경 호르몬에 대하여 가르쳐 주었으면 한다.

선생님의 필요에 따라 11장 사춘기의 심리 현상으로 아동기의 특징과 사춘기의 특징 등과 다른 내용을 수준에 맞게 보충하면 되리라 본다.

아울러 초등학교 전반에 걸쳐서 남녀의 성 차이를 비롯

하여 생리적인 인간의 번식(임신, 출산)에서 오는 신체적, 정신적 변화와 사춘기의 성징 중 몽정과 월경에 대한 수업도 병행해야 한다.

6 중 · 고등학교의 성교육

최근 우리 사회가 급속하게 서구화·국제화되면서 성 개방 풍조가 확산되고 왜곡된 성 정보가 범람함으로 인하여 10대 청소년들의 성범죄가 급증하는 추세여서 사회적으로 심각한 문제를 일으키고 있다.

따라서 사춘기에 접어든 청소년들임을 고려하여 성의 전반적인 내용을 체계적으로 다루어 주어야 하리라 본다. 그러나 일선 학교에서는 시간 확보 문제, 수업 담당 교사의 선정 문제, 담당 교사의 성교육 자질 문제, 교과서 이용 방안 및 보조 자료의 활용 방안 문제의 미비, 구체적인 실행 지침 마련의 어려움 등으로 효과적인 교육을 기대할 수 없다.

또한 정규과목으로 채택되지 않았고 특히 고등학교에서는 대학 입시의 준비 때문에 가장 성적으로 왕성하고 민감하며 호기심이 많은 시기에 성교육이 전적으로 등한시되는 것이 올바른 성 의식, 이성관 및 성 가치관 형성에 커다란 장애 요인이 아닐 수 없다.

본 교재를 교재로 하여 성교육을 실시한다고 가정하면

1년 : 1부 성문화와 인간의 성 1장 성과 문화 1. 성의 개념 2. 성의 역사와 문화, 2장 인간의 성 1. 남녀의 성차~4. 성 생리.

  2부 생명의 탄생 3장 생명의 탄생 1. 인간의 탄생과 성장~3. 인간의 마음 4장 사랑스러운 가족과 성교육 1. 가족관계~6. 중·고등학교의 성교육 5장 인간의 출생 1. 정자와 난자의 발생~8. 성염색체 이상과 반음양 등과 기타로 5부 아름다운 성 건강한 성 부분을 부분적으로 교육한다. (가정, 생물, 윤리교과와 양호교사 및 담임교사)

  2년 : 3부 청소년기의 변화 6장 청소년기의 신체 변화 1. 청소년기의 의미~4. 남성의 신체변화 7장 여성의 생식기관 1. 여성의 성기구조 2. 여성성기의 기능 8장 여성의 생리 1. 월경의 발생~3. 첫월경 9장 남성의 생식기관 1. 남성의 성기구조~3. 포경 10장 남성의 생리 1. 음경의 발기~5. 성충동의 올바른 전환 11장 청소년의 심리현상 1. 청소년기의 의식구조~6. 비정상적인 성행동.

  기타로 4부의 성병과 에이즈, 성폭력의 부분을 부분적으로 교육한다.(생물, 윤리, 가정교과와 양호교사 및 담임교사)

  3년 : 4부 사랑과 결혼 12장 사랑과 결혼 1. 사랑의 발달~7. 이혼 13장 임신과 피임 1. 임신~3. 인공임신중절 14장 성병과 에이즈 1. 성병의 증상과 치료 2. 에이즈 15장 성폭력 1. 아동성폭력~5. 성폭력의 피해와 대처법.

  5부 아름다운 성, 건강한 성 16장 아름다운 성 1. 우정과 애정~4. 순결과 미혼모 17장 건강한 성 1. 음주~6. 청소년 중독증 등을 교육한다.(사회, 체육교과와 양호, 상담교사, 체육교사 및 담임교사)

  물론 중·고교 학생의 학년을 중복시켰으나 필요에 따라서 융통성 있게 교육과 지도를 할 수 있다.

  아울러 중학교에서는 인간의 생식, 임신, 법적 기준(약혼, 결혼 등), 사회 윤리 문제와 관련된 성범죄, 청소년 보호(피

임, 윤락여성 문제, 동성애, 강간, 낙태, 성병) 등을 교육해야
한다.

　고등학생들과 직업 청소년들을 위해서는 성교육의 주제
를 심화시켜야 한다. 도덕 윤리적·법적·사회적 관계와
성의 문제 즉, 어떠한 성적 행위가 비정상적인가를 구체적
이고 종합적으로 교육시키는 것이 바람직하다.

제5장 인간의 출생

1 정자와 난자의 발생

　정자(정충, sperm)는 남성의 고환(정소, testis)에서 생식을 위하여 만들어지는 반수체(n) 상태의 수컷 생식세포이다. 올챙이 모양을 하고 있으며, 난자에 비하여 크기가 작으며 (40~60㎛), 운동성이 있다. 정액은 2%의 정자와 98%의 정장으로 구성된다. 정자는 초등학교 4~5학년 때 또는 사춘기부터 만들어지기 시작하여 사춘기가 되면 하루에 7~8천만 개씩 생산된다. 정상인이라면 나이에 따라 그 숫자에 차이가 있겠지만 노년기까지 계속 만들어진다.

　여성의 난자(ovum, egg) 형성 과정을 보면 여성은 태어나면서부터 3~4만개의 난모세포를 가지고 태어난다. 월경이 시작되는 사춘기부터 좌우 양쪽의 난소에서 한 달에 한 개씩 난자(암컷 생식세포)로 자라서 배출되는데 이를 배란(ovulation)이라 한다. 난자는 정자에 비하여 크며(100~150 ㎛), 운동성이 없다.

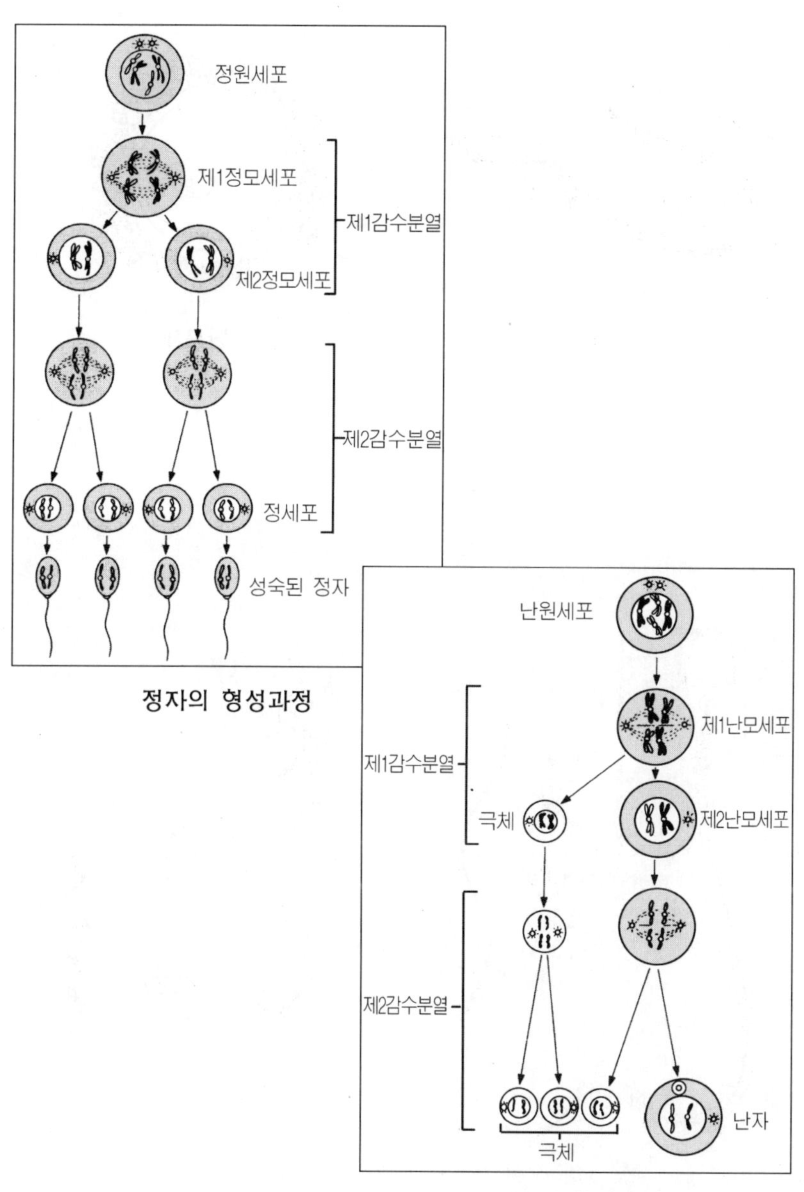

정자의 형성과정

난자의 형성과정

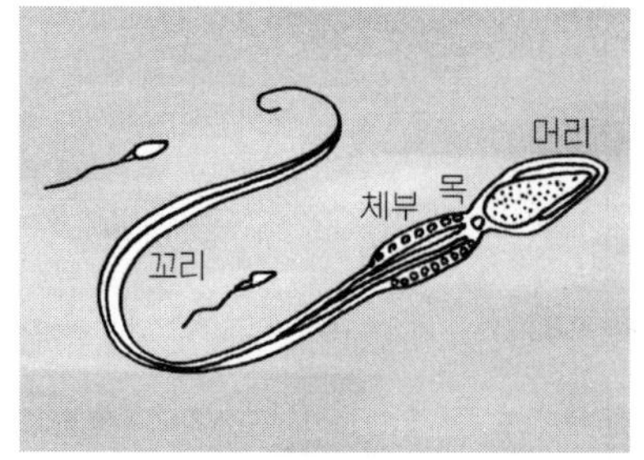

정 자

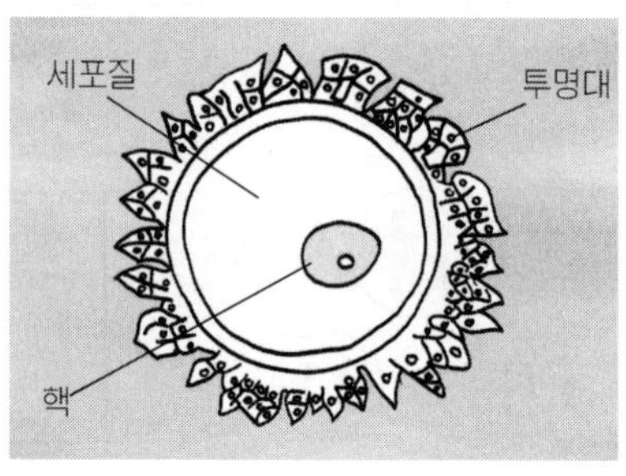

2차 난모세포

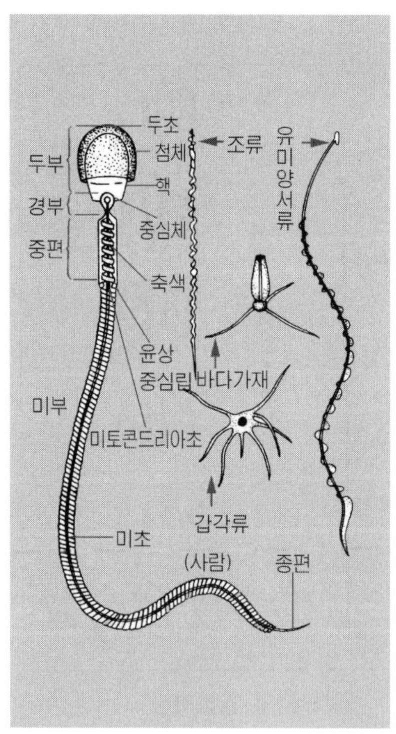

동물의 정자

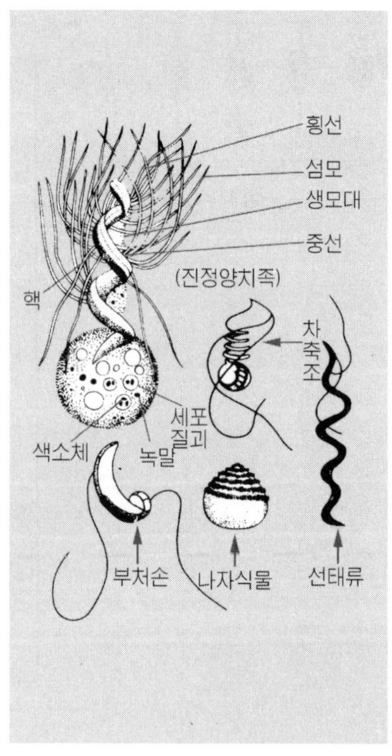

식물의 정자

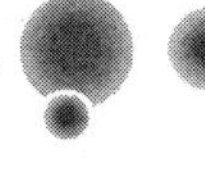

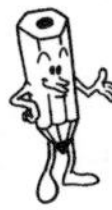 # 도우미

1. **정장**은 흰색의 현탁액으로 정액의 대부분이며 정낭, 전립선, 구요도선, 쿠퍼선액들을 포함한다.

2. **배란**은 난자가 성숙하여 한 달에 한 번 난소에서 난자를 방출하는 것을 말한다.

3. **인간의 경우 정자발생**

   1) **성염색체**(sex chromosome, 암수의 성을 결정하는데 중요한 구실을 하는 염색체(X와 Y염색체)에서 한쌍 중 절반은 아버지, 절반은 어머니에게서 받은 것이다. 이 중 자성정자(X염색체)는 머리가 크고 타원형이며, 웅성정자(Y염색체)는 머리가 작고 둥글다.

   2) **정자**는 머리, 목, 체부, 미부(꼬리)의 4부분으로 구성되며, 전신의 90%가 미부이다. 전진, 진자(흔들기), 선회운동과 향류성, 향화성, 향촉성이 있다. 알카리성 액중에서 활발한 운동성이 있다. 전립선액에 의하여 활발히 운동하며, 형성 최적온도는 33℃ 이하이다.

   3) **정자은행**(sperm bank)은 '정액은행'이라고도 하는데 정자수가 부족한 경우 등 인공수정을 위하여 정자를 저장한다. 1971년 미국에서 처음으로 정액은행이 등장하였는데 우수한 정치가 스포츠맨, 음악가, 작가, 예술가 등이 정액을 보관하였고, 희망하는 여성에게 분양한다고 한다. 액체질소를 사용하여 −196℃로 동결시킨 정액은 1년간, −321℃로는 30개월까지 보관된다. 가축은 정자의 냉동보존으로 인공수정이 많이 이루어진다.

   4) **정자생산**은 인간의 경우 18세 경에 최고치에 이르고, 25세 이후는 점차 감소한다.

4. **난자발생의 경우**

   1) 여성의 3~4만개의 1차 난모세포 중 사춘기에서부터 폐경기까지 약 300~400개만이 2차 난모세포로 성숙하여 배란이 되고 나머지는 사멸한다.

  2) 제 1, 2 극체는 세포질이 거의 없으므로 크기가 작고, 곧
     퇴화되는 비기능성 세포이다.
5. **동식물의 정자**는 수컷(웅성) 생식세포이다.
  1) 동물은 보통 머리, 목, 꼬리의 세 부분으로 나뉘며 꼬리
     로 운동한다.
  2) 식물은 은행나무, 양치류, 갈조류, 녹조류 등에서 볼 수
     있다. 대개 나선상 모양이며, 편모와 섬모를 가지고 있
     다.

② 수정과 착상

정자와 난자가 결합하여 새로운 생명을 탄생시키는 것을
수정(fertilization, 수태, conception)이라 한다. 동물에 따라
여러 가지 수정방법이 있다. 크게 체내수정과 체외수정으
로 나뉜다. 동물의 암컷과 수컷이 결합하는 것을 '교미' 혹
은 '짝짓기'라 하고, 사람의 경우는 '성교' 또는 '성행위'라고
한다. 동물은 본능에 따라 교미를 하지만 사람은 사랑을
바탕으로 성행위를 한다. 이러한 것이 동물과 사람이 다른
점이다.

사람의 수정은 나팔관(난관)의 중간
지점보다 난소 쪽으로 더 가까운 쪽,
즉 나팔관 끝에서부터 약 1/3 지점에
서 일어난다. 성교시 2~3억 마리의
정자가 질내로 사정된다. 정자의 꼬리
에 의한 편모 운동과 자궁과 나팔관의

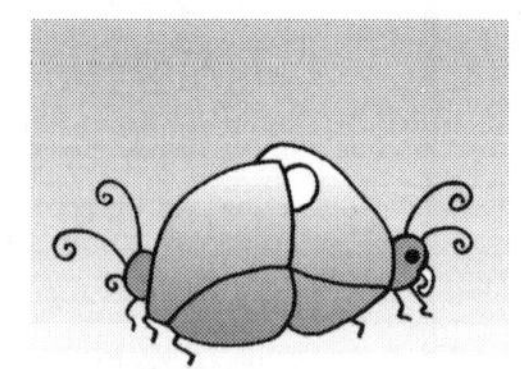

근육수축 운동을 통해서 정자는 자궁을 거쳐 나팔관을 향하여 전진운동을 한다. 45~80분간의 운동 후 200마리만 살아남고 그 중 1개만이 수정된다.

이 수정란(fertilized egg)은 '접합자'라고도 하며 이 배아는 계속 분열하여 배반포 시기에 이르게 된다. 수정 후 7~10일 사이에 나팔관을 따라 자궁으로 내려와 자궁 벽에 파묻히게 되는데 이것을 착상(implanation)이라고 한다. 체내에서 정자는 48~72시간, 난자는 약 72시간 정도 생존한다.

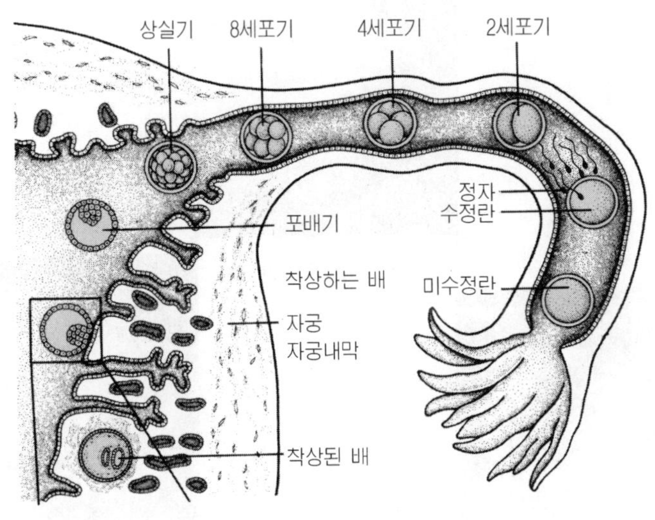

수정과정

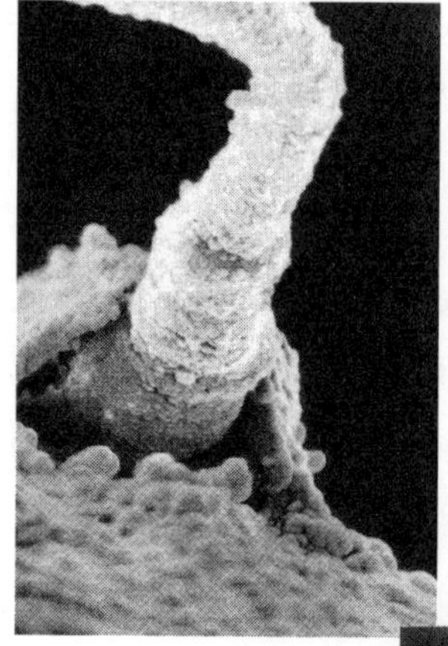

정자의 난자 집입

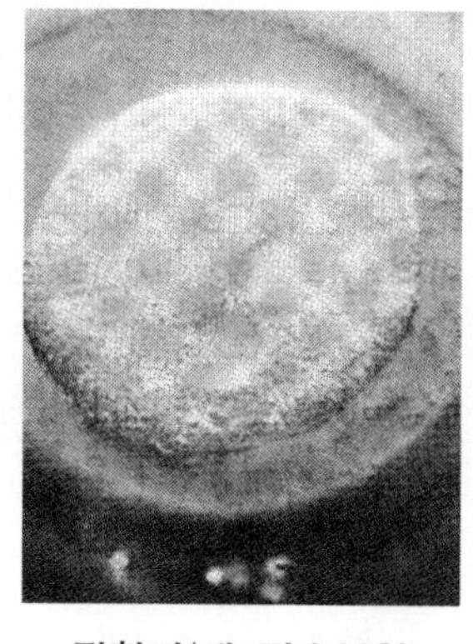

접합자(제1감수분열
직전의 수정란)

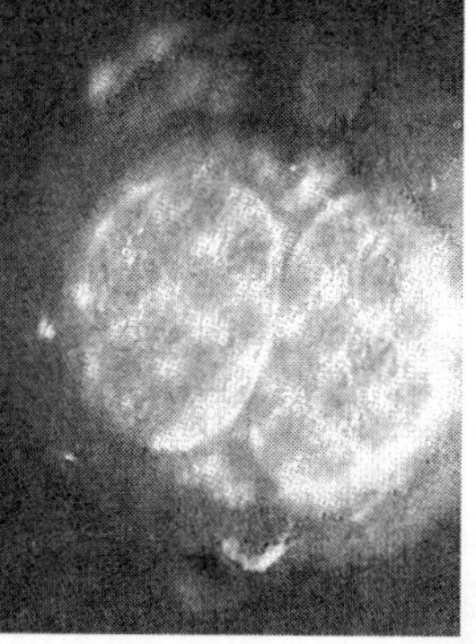

2-세포기(20시간 후)

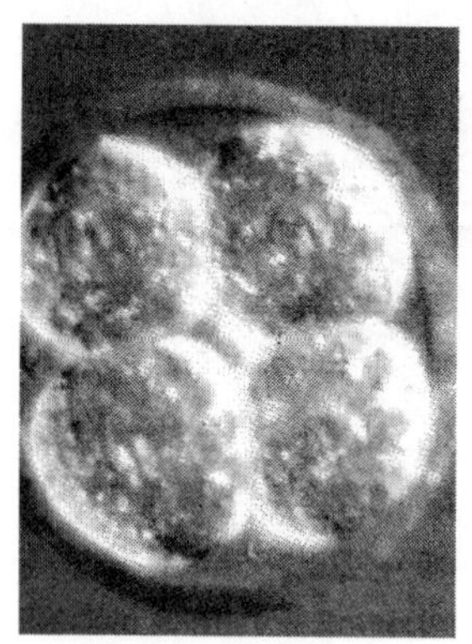

8-세포기(2일 후)

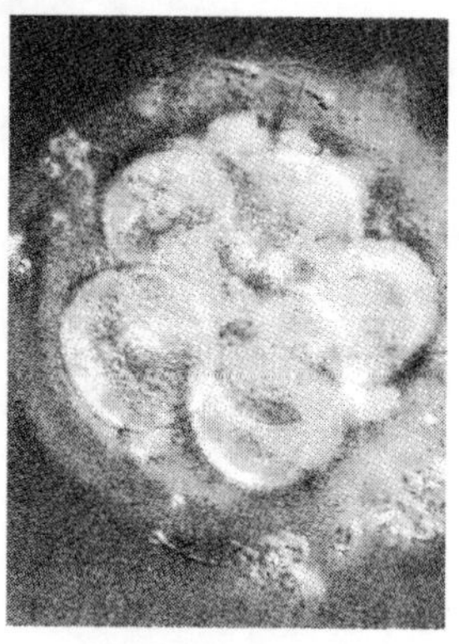

상실배(수정막이
자궁벽에 착상)

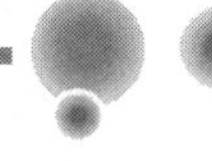

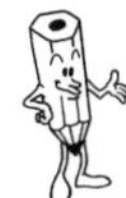 # 도우미

1. **성교**(coitus, coition)는 남성과 여성의 육체적인 접촉으로 남성 음경이 여성의 질에 들어가는 것을 가리킨다. 보통 우리가 섹스(sex)라고 할 경우에도 성교, 또는 성교를 동반하는 성행위를 말한다.

2. **수정**은 암수의 생식세포가 서로 하나로 합쳐지는 현상으로 세포의 개체발생이 시작된다. 동물의 경우는 정자를 난자가 받아들임으로써 이루어지고, 종자 식물에서는 암꽃술의 씨방 안에 수꽃술의 꽃가루가 들어가 합쳐짐으로 이루어진다.

3. **체내수정**은 사람을 비롯하여 포유류의 동물에서 남성과 여성 혹은 수컷과 암컷이 성교나 교미에 의하여 정자가 여성이나 암컷이 몸에 들어가 난자와 결합하여 수정이 일어나는 것을 말한다. 수정이 몸 안에서 일어난다.

4. **체외수정**은 개구리나 물고기 같은 동물에서 암컷이 물 속에 알을 낳으면 수컷이 정자를 뿌려 수정이 이루어진다. 암컷의 몸 밖에서 수정이 일어난다.

5. **유성생식**은
   1) 동물에서는 난자를 만드는 난소(암컷)와 정자를 만드는 정소(수컷)가 있어서 난자와 정자가 수정하여 새 생명을 만든다.
   2) 식물에서는 암술에서 난세포, 수술에서 화분을 형성 후 수정하여 종자를 만든다.

6. **수정란** 또는 **접합자**는 정자(n)와 난자(n)가 수정되어 $2n$상태가 된 것을 말한다.

7. **배반포 시기**는 한 개의 수정란이 분열을 시작하여 4~5일이 지나 200~300 세포기에 이른 상태이다.

8. **수정지수**(ferfility index)의 3가지 조건으로는
   1) 2천만마리 정자／정액㎖,
   2) 적어도 40%이상의 정자가 왕성한 추진력을 지녀야 하고,
   3) 적어도 정자의 60%가 정상형태와 크기 등 조건이 갖추

어져야 제대로 수정이 이루어진다.

9. **시험관 아기**(test-tube baby, 1978, 영국)는 자궁관 폐쇄 등의 불임여성에게 인공적으로 정자와 난자를 수정시킨 후 배(embryo)를 자궁 내에 이식시켜 성장, 출산시킨 아기를 말한다.

3 태아의 산실 – 자궁

사람은 1쌍의 성염색체와 22쌍의 상염색체를 가지고 있다. 여성의 난자는 X염색체, 남성의 정자는 X와 Y의 염색체를 가지고 있다. 남성과 여성으로의 성결정은 여성의 X염색체와 남성의 X염색체가 수정되면 XX로 여성, 여성의 X염색체와 남성의 염색체가 수정되면 XY로 남성이 된다.

자궁(uterus)은 여성의 내성기의 하나로 모체 안에서 발육하는 수정란을 보호한다. 엄마의 아랫배 속에 있는 아기집이다. 우리 모든 사람들은 엄마의 자궁 안에 있는 태반

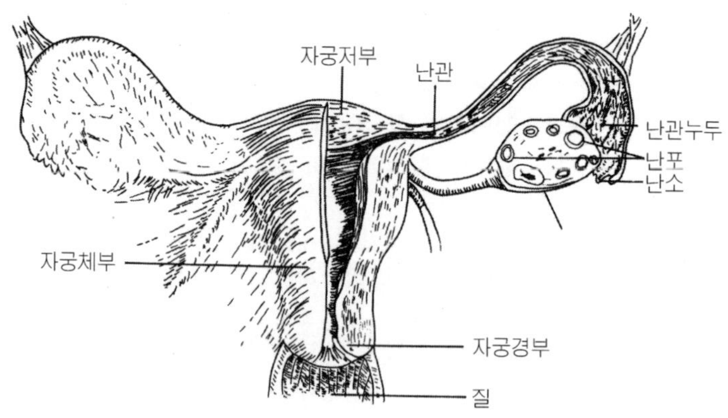

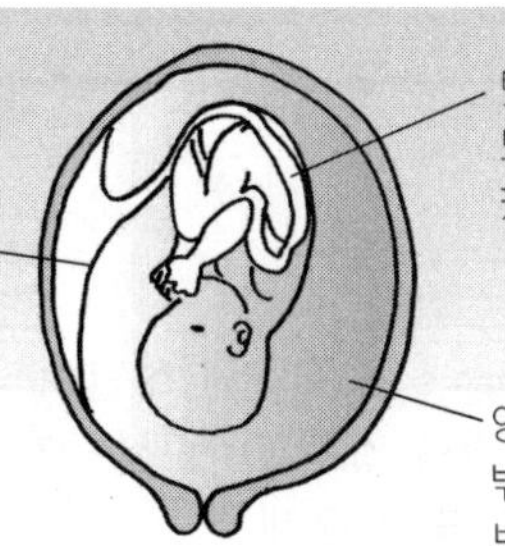

속에서 280일을 지내면서 자라다가 태어난다.

수정란이 자궁에 도착할 무렵이면 수많은 세포로 이루어진 배반포의 일부와 모체의 자궁 내 조직이 일부 합쳐져서 임신 4개월 말에 태반(placenta)이 완성된다. 태반은 태아를 위해 모체로부터 받은 영양분과 산소의 노폐물을 모체의 혈관계로 전달해 준다. 탯줄은 태아의 생명선으로 태반과 아기의 배꼽과 연결되어 있다. 태반을 흐르는 혈액 속에 들어 있는 산소와 영양분을 탯줄을 통해 공급받고, 태아의 몸에서 생긴 이산화탄소와 찌꺼기는 탯줄을 통해 태반 밖으로 보내어진다. 또 태반 안에는 양수(amniotic fluid)로 채워져 있어 태아는 외부의 충격과 압력에서 보호받고 체온을 적당하게 유지시켜 준다.

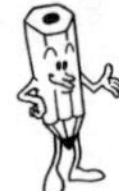 **도우미**

1. **상염색체**(autosome)는 인간의 성염색체 외에 22쌍의 염색체를 말한다. 인간의 조직과 기관을 형성하는 역할을 한다.

2. **남성과 여성의 표기 유래**
   ♂(남성) : 전쟁의 신의 창과 방패(spear and shield of Mars)
   ♀(여성) : 사랑과 미의 여신의 거울(mirror of Venus)

3. **인간의 성 결정은**

   ♀   22A + X(n) ──────┐ 44A + XX($2n$) : 여성
        22A + X(n)
   ♂   22A + X(n)   ┌─ 44A + XY($2n$) : 남성
        22A + Y(n)

4. 사람처럼 성결정(XY형)하는 종류로는 말, 생쥐, 초파리, 뽕나무, 삼, 장구채 등이 있다. 그 외 XO, ZW, ZO형이 있다.

5. **남성과 여성의 성차는**
   1) X, Y 염색체 존재 여부, 2) H–Y항원 존재 여부,
   3) 고환결정인자(TDF) 존재 여부에 달려 있다.

6. **자궁 경관**은 자궁과 질을 연결하는 통로이다. 자궁 질부는 질을 향해 열려 있는 부분을 말한다. 한국 여성의 암 중 자궁(경부)암이 제일 많았다(96). 그러나 위암, 유방암에 이어 자궁경부암이 3번째로 바뀌었다(98).

7. **태반**은 임신 중 모체의 자궁 내벽과 태아와의 사이에서 영양공급, 호흡, 배출 등의 기능을 맡은 원반 모양의 기관이다. 혈관이 많고 탯줄에 의하여 태아와 연락되어 있으며 출산 때 만출기에 체외로 배출된다.

8. **양수**는 알칼리성의 액체로 자궁 안에서 태아를 보호한다. 또 출산 때에 흘러나와 출산을 쉽게 해준다.

4 태아의 발달과 임산부 관리

임신의 증상으로 초기(1~4개월까지)에는 월경이 없어지고, 황체호르몬의 분비가 증가한다. 개인차가 있으나 6주에서부터 12주까지 심하게 나타나는 입덧은 헛구역질과 구토증으로 소화기의 변화에 의한 것이다. 신 음식을 좋아하게 되기도 한다. 태아의 발육에 따라 자궁이 점차 커져 주위에 있는 장기를 압박하게 되고 방광도 압박을 받아 오줌을 누는 횟수가 많아지게 된다.

임신 중기(5~7개월)에는 태아가 커지면서 자궁이 확장되어 아랫배가 불러오고, 유방도 점차 커진다. 유두 및 그 주위가 암갈색을 띠게 되며, 복부에 갈색의 임신선이 나타난다. 임신 5개월이 되면 태아가 자궁 내에서 태동을 시작한다. 임신부의 다리에 부종이 생길 수도 있다.

임신 말기(8~10개월)에는 임산부의 배가 심히 부르므로 몸 가누기가 힘들고 요통 또는 다리의 불편감도 있다.

태아의 성장 발육은 1~2개월에는 손발의 흔적이 나타난 후 손발, 눈, 코, 입, 심장이 생기고, 남성, 여성 구별이 시작된다. 3~4개월에는 남녀 구별이 가능하고 태반이 형성된다. 생식기도 만들어지고 신장에서 소변이 배설되며 머리카락이 난다. 5~6개월에는 태동을 느끼며, 피부는 주름이 잡혀 있

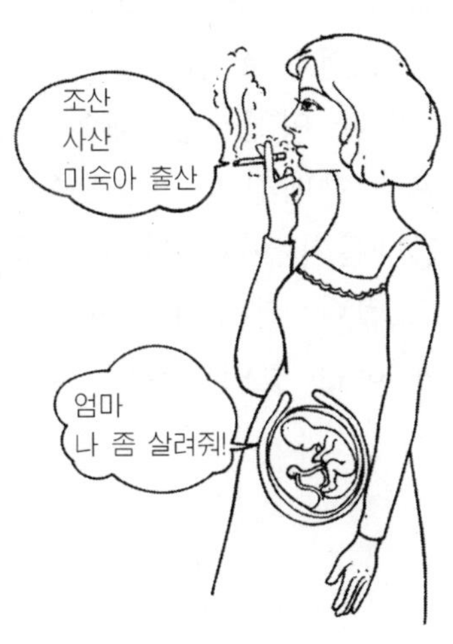

임산부 흡연의 문제

고 손가락을 빨기도 한다. 딸꾹질도 하고 양수도 삼키며 모체의 심장소리도 들을 수 있다. 키는 25cm~36cm, 몸무게는 300~600g 정도가 된다. 7~8개월에는 지문도 나타나며 태동이 왕성해진다. 8개월 때에 태어나면 보육기(incubator)에서 살 가능성이 60% 정도이다. 키는 38~49cm, 몸무게는 1.5kg~1.8kg 정도나 된다. 9~10개월에는 태아의 급격한 성장이 있으면서 출산에 대비해야 한다.

건강한 아기가 태어나려면 부모의 생각과 생활습관이 건전해야 한다. 스트레스를 덜 받으면서 산모의 건강 유지가 무엇보다 중요하다.

따라서 임산부의 경우 모든 약은 의사의 처방에 의해서만 복용하고, 술과 담배, 마약은 절대 해서는 안 된다. 알코올은 임산부와 태아 모두에게 나쁜 영향을 끼쳐 기형아가 태어날 가능성이 있다. 흡연은 태아에게 산소결핍, 영양분 공급 방해, 발육 장애, 기형과 선천성 심장질환을 일으키기도 한다. 마약과 본드, 부탄가스 등도 치명적인 피해를 주므로 절대로 알코올, 흡연과 마약 등은 피해야 한다.

또한 임산부는 태아에게 필요한 영양분을 공급하기 위하여 고단백질과 영양분을 골고루 섭취해야 한다. 방사선을 쬐인다든가 여러 가지 약물을 잘못 복용하면 기형아가 될 수도 있다. 부종이나 수종이 생기면 즉시 의사의 진찰을 받도록 하는 것이 좋다.

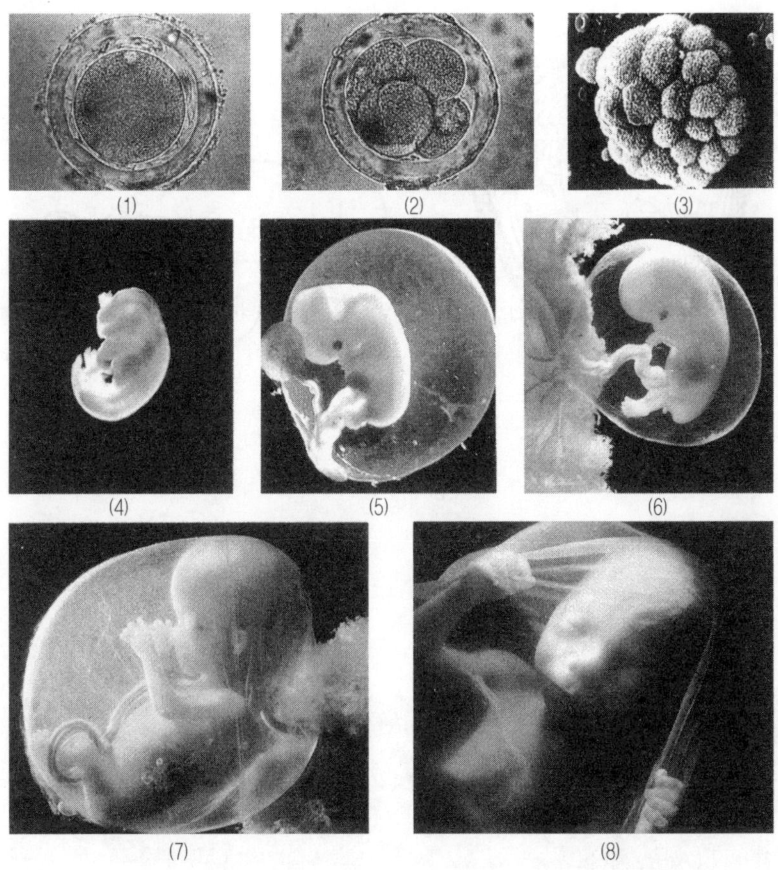

태아의 발생과정

(1) 제1감수분열 직전의 수정란
(2) 제2감수분열, 난관을 따라 이동
(3) 배반포 형성, 자궁점막에 착상
(4) 4~6주 사이 배
(5) 6~7주째의 배
(6) 9주째의 태아, 사람의 구별 가능
(7) 3개월째의 태아, 키 8cm, 체중 약 28g
(8) 4개월째의 태아, 키 16cm, 체중 약 200g

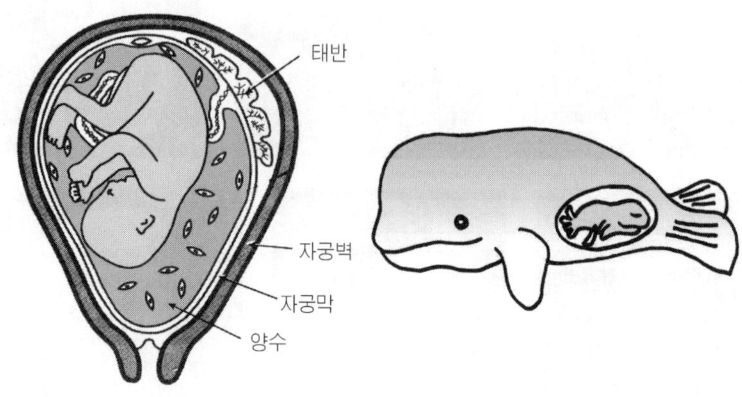
태반
자궁벽
자궁막
양수

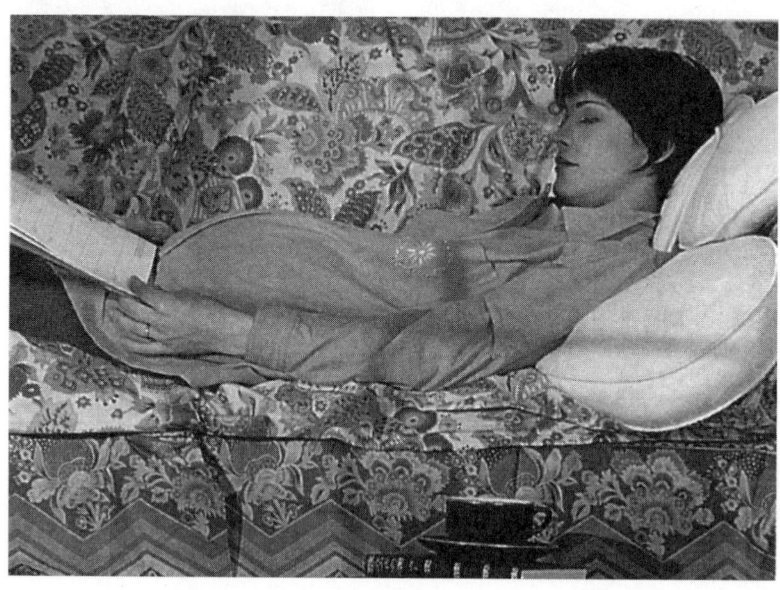

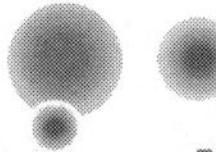

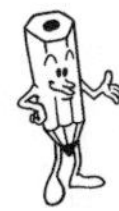

도우미

1. **입덧**(vomiting of pregnancy) 입맛이 덧나는 현상으로 '임신구토'라고도 하며 임신초기에 구역질이 난다. 임신초기 6~14주 사이에 임산부에게 나타나는 현상으로 주된 증세는 메스꺼움이나 구토, 식욕부진, 음식물의 기호 변화를 나타낸다. 음식물은 일반적으로 신 것이나 산뜻한 것을 좋아하게 된다. 임산부의 80%가 입덧을 경험한다.

2. **임신기간 3단계**
   1) 배란기 : 난세포기, 전배아기, 수정 후 첫 2주까지
   2) 배아기 : 전배아기 다음의 6주 동안, 신체 조직과 기관형성, 양수형성, 태반 발달
   3) 태아기 : 수정 후 9주째부터 출생 때까지를 말한다.

3. **산모**는 알코올, 담배, 마약, 카페인, 항생제, 비타민, 유독가스 등을 먹거나 마시면 태아에게 직접 탯줄을 통하여 나쁜 영향을 끼친다. 또 방사선에 직접 쐬이지 않도록 하며 전자파에도 주의해야 한다.

4. **자궁 안의 태아**는 3개월부터 소리를 들을 수 있다. 특히 좋아하는 소리는 엄마의 목소리다. 또한 소리의 특성 중 음색이 뚜렷하고 음높이가 높은 오보에나 플루트, 트럼펫 선율을 좋아한다.

5. **임신 중 부부싸움**은 태아에게 남성호르몬의 생성을 억제시키니 주의해야 한다.

6. **임신 3~8주**에는 태아의 각종 장기가 형성되는 때이므로 기형아를 예방하기 위하여 주의해야 한다. 특히 복합성분의 감기약, 연고, 신경안정제, 수면제 등 복용을 하지 않도록 하며, 임산부는 아파도 참고 견디는 것이 좋다.

7. **선천성 기형아**는 신생아 100명 중 4명이 무뇌아, 다운증후군, 정신박약아, 선천성 심장병 환자이다. 유전적인 원인은 20~25%이고 나머지는 세균감염, 환경오염, 약물 남용 등에 의해서 나타난다. 기형아 진단법을 꼭 실시해야 한다.

그 방법은 임신초기(11주~12주)에는 초음파로 목둘레 검사, 임신중기(12~22주)에는 트리플 마커 검사, 임신후기(22주 이상)에는 정밀 초음파 검사를 받는다.

8. **태동**(foetal movement)은 자궁 내 태아의 움직임을 임산부가 느끼는 것을 말한다. 초산부의 경우 임신 6개월, 경산부의 경우 임신 5개월 말에 느낀다. 태동은 생리적인 것으로 하루에 몇 번씩 태동을 느끼는 것은 태아가 건강한 증거이다.

9. **초유**(colostrum)는 '첫젖'이라고도 하며 아이를 낳은 전후에 젖에서 나오는 물같이 맑간 액체이다. 출산 후 1주일 이내에 나오는 젖으로 면역 글로블린, 타우린이 함유되어 있어 태아의 건강과 뇌발달에 큰 도움이 되므로 꼭 태아에게 먹이는 것이 좋다.

10. **조산**은 아이를 출산할 날이 차기 전에 낳는 것으로 조산아(premature baby)라고 한다. 조산아는 태중에 있는 기한 280일보다 2주일 이상 빠르게 출생한 아이(조생아)를 말한다. 대개 출생 때에 체중이 표준 이하이며 미숙아가 많다. 과로, 태아의 위치, 자궁병, 심장병 등이 원인으로 일어난다. 7개월(28주) 이내의 조산은 생존가능성이 없다.

11. **다리 부종**(수종)은 다리가 퉁퉁하게 붓는 것을 말한다. 임신 후반기에 나타나는 위험증세이다. 적절한 운동, 염분과 당류가 많은 음식물의 섭취를 금지하고 수분함량을 적절하게 조절하여야 한다.

12. **조기 파수**는 태반내의 양수가 출산 직전보다 빨리 터져 흘러나오는 현상이다.

13. **산부인과**는 임신이나 출산, 인공 임신중절, 피임, 성병, 성폭력의 피해 등 여성에 관하여 전반적으로 진찰을 하고 상담을 하며 치료하는 곳이다.

14. **임산부 주의사항**으로는 임신 전반에 대한 지식을 숙지할 것, 생활은 항상 조심할 것(태교), 영양관리에 유의하고 정신적으로 안정된 환경 유지와 특히 임신초기 유의 사항을 지켜야 한다.

15. **출산예정일 예측(뇌겔레 법칙, Naegale's rule)**
출산예정일 = 마지막 월경 시작일의 달 + 9(또는 −3)월 + 7일

예) 마지막 월경 시작일 7월 21일 이었다면 다음해 4월(7월−3월) 28일(21일+7일)이 된다.

5 태교

태교(prenatal training)란 여성이 임신하고 출산할 때까지 건강하고 훌륭하며 온전한 자녀를 낳기 위한 올바른 마음가짐, 정신 자세, 생활 태도나 금기 사항 등에 주의하는 것을 말한다. 태아에게 올바른 품성을 지니고 신체를 건강하게 하는 데에 좋은 영향을 주기 위한 임산부의 지켜야 할 사항이라고 할 수 있다.

아기는 열 달 동안 엄마의 뱃속에서 자라기 때문에 엄마의 모든 것에 직접적으로 영향을 받게 된다. 옛날 우리 선조들의 태교 방법은 아기를 가진 여성이 말과 생각과 행동을 삼가야 하고, 가야 할 곳을 가리고, 먹을 것에 주의하며, 나쁜 것을 듣고, 보고, 하지 말라고 하였다.

또한 정서적으로 안정을 유지해야 하고, 고상한 생각과 자세를 가지는 것이 좋은 일이었다. 똑똑하고 튼튼한 아기를 낳는 방법으로 먼저 음식 태교를 지켜야 한다. 임산부의 몸을 건강하게 한 후 임신토록 하며 술, 담배와 마약은 절대로 피해야 한다. 인공색소나 농약, 방부제가 들어 있는 식품도 피한다. 임신 11주 경이 되면 태아의 뇌세포 80%가 만들어진다. 따라서 고단백질 식품과 영양분을 골고루 섭취해야 한다.

  음악과 대화태교의 중요성은 태아가 발달 과정 중 감각 중에서 청각이 매우 일찍 발달한다는 점 때문이다. 음악은 태아에게 좋은 환경으로 작용하며, 음악 태교를 하면 건강하고 적극적이며 사교적인 자녀가 된다고 한다. 대화태교는 엄마와 뱃속의 태아와 이야기를 나누는 것인데, 이야기를 들려주는 것이 최고의 태교인 셈이다. 엄마와 태아의 유대감을 만들어 주며, 뇌의 균형 있는 발달을 가져와 지적 능력뿐만 아니라 창조성이나 정서적인 면에서 발달을 도모한다.

  또한 엄마의 시각 태교를 통하여 뇌 발달에 도움이 되어 정서가 안정되고 예술감각이 발달한다. 임신 중 산책 등의 자극 태교는 머리가 좋아지고, 표정이 풍부한 아기를 낳을 수 있게 해 준다.

  한편 맞벌이 주부의 경우는 특별히 주의해야 할 일들이 많다. 아침 출근에서부터 저녁 퇴근에 이르기까지 크고 작은 어려움과 스트레스를 많이 받기 때문이다. 그러나 이러

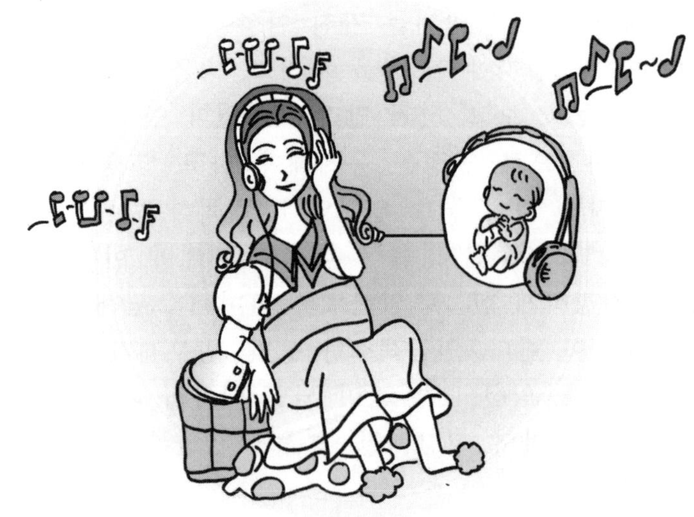

한 스트레스를 이기면서 당당하게 일하는 엄마의 모습은 태아에게 또 다른 자극이 될 수도 있다.

아버지를 통한 태교도 무시할 수 없는데 뱃속의 태아와 자주 대화를 나누며, 잠자기 전 10분 정도 엄마의 배 위를 손으로 다정하게 쓰다듬어 준다. 또 임신으로 인한 불안, 우울증, 흥분 등을 해소하고 위로하여 주는 역할을 남편이 담당해 주어야 한다. 그러면 태아가 더욱 건강하게 자라며, 임산부에게서 감사하는 마음과 행복감을 느끼는 정신적인 영향이 크기 때문에 좋다.

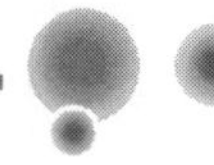

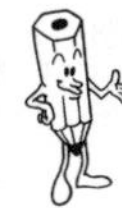

도우미

1. **태교**(태중 교육, prenatal education)는 임산부가 태아에게 좋은 영향을 주기 위하여 언행을 삼가는 일을 말한다. 산모의 말하고 행동하는 것과 먹고, 보고, 듣고, 생각하고, 느끼는 일체의 것이 태아의 정서적·심리적·신체적 성장에 영향을 미친다. 따라서 조심성과 평안한 마음을 가지고, 악한 생각과 거친 행동을 삼가야 한다. 결혼할 무렵부터 태교를 시행하는 것이 좋다.

2. **태교에 좋은 식품**은 달걀(레시틴 풍부), 두부(식물성 단백질), 콩(필수 아미노산) 등이다.

3. **임신 단계별 음악태교**

    1) 임신 초기는 모차르트의 피아노 협주곡 21번 C장조 K467번 안단테, '터키 행진곡', 헨델의 하프 협주곡 제 1악장 안단테 알레그로, 슈만의 '어린이의 정경' 작품15 제1곡 '미지의 나라', 비발디의 바이올린 '사계'에서 '겨

울’ 등

2) 임신 중기는 생상스의 ‘동물의 사육제’ 중 제7곡 ‘수족관’, 아일렌베르크의 ‘숲 속의 물레방아’, 헨델의 ‘수상음악’에서 ‘알라 혼파이프’, 브람스의 ‘비의 노래’ 바이올린 소나타 제1번 G장조 25작품 78 제3악장 등

3) 임신 말기는 차이코프스키 발레음악 ‘호두까기 인형’ 작품 71a ‘꽃의 왈츠’, 모차르트의 ‘아이네클라이네나흐트무지크’ 현악 세레나데 E장조 K525 제2악장 ‘로만스’, 크라이슬러의 ‘사랑의 기쁨’, 생상스의 ‘동물의 사육제’ 제13곡 ‘백조’ 등

4. 대화태교

뱃속의 아기와 임산부가 이야기를 나누는 것을 태담이라고 한다.

1) 임신 단계별 태담으로 임신 초기는 발로차기 게임을 한다. 임신 6개월경부터 아기가 엄마의 배를 찰 때 엄마가 배를 두드리며 아기에게 말을 거는 것이다. ‘아기가 배를 차네’하고 정확하게 발음한다. 태아의 반응이 이어진다. 임신 중기는 실제의 대화에 들어가는데 처음에는 일상의 인사부터 사랑을 듬뿍 담고 시작한다. 임신 후기는 뱃속에 있는 아기를 칭찬하는 태담을 한다.

2) 태담에 효과적인 말은 ‘우리는 너의 탄생을 기다린단다’. 일상생활을 일기 쓰듯이 이야기한다. 가족 소개도 한다.

3) 태담으로 얻을 수 있는 효과는 출산 후 아기 양육이 수월하다. 사회성이 매우 발달되며, 운동 신경이나 감각 신경의 발달되어 있다. 엄마의 정서를 안정시킨다. 부부간의 애정을 깊게 해주는 것으로 알려져 있다.

6 진통과 출산

출산(분만, 해산, childbirth)은 아기를 낳는 일이다. 마지막 월경 후 280일(40주)이 되면 일어난다. 출산이 가까워지면 산모는 출산의 시작을 알리는 가진통을 느끼기 시작한다. 처음에는 자궁 수축이 그리 심하지 않은 불규칙적인 진통이지만 점차 수축이 심한 규칙적인 진통으로 바뀌어 마침내 주기적인 진통이 나타나게 된다. 출산 때에는 자궁 경부가 확장되어 아기가 자궁에서 질을 거쳐 몸 밖으로 나오게 된다. 태아의 탯줄은 배꼽에서 2~3cm 정도 길이로 묶어 자른다.

분만에는 정상적으로 이루어지는 '자연분만'과 태아의 이상이나 모체의 이상으로 정상적인 자연분만이 어렵다고 판단될 때 '인공분만(제왕절개수술 등)'도 한다. 최근에는 '수중분만'도 이루어지고 있다. 산후 조리는 산욕기(childbed)라 하여 출산 후부터 여성의 생식기관이 모두 임신 전의 위치와 상태로 돌아가는 약 6~8주간의 기간을 잘 조리하여 노후에 큰 고통을 방지해야 한다.

태어난 아기에게는 모유를 먹이는 것이 좋다. 출산 후 3일 이내에 모유의 분비가 시작된다. 만일 모유 수유를 중단하게 되면 젖이 분비 정도나 유방이 임신 전의 상태로 되돌아간다.

아기에게 모유를 먹일 때 아기와 산모 모두에게 여러 가지 좋은 점이 많이 알려지고 있다. 즉, 자궁수축을 도와 산모의 빠른 회복을 돕는다. 면역성분(lactoferrin)이 있어 아이의 건강에 도움이 된다.

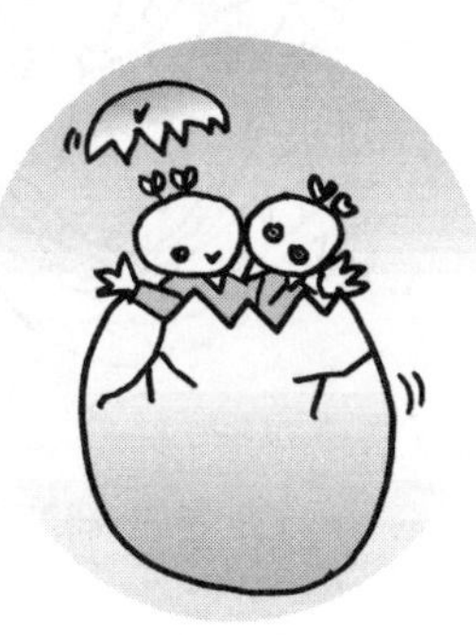

아기에 대한 긍정적인 사랑과 애착이 훨씬 강해진다. 유방 미용에 도움이 되고, 유방암 예방에 효과가 있는 것 등이다.

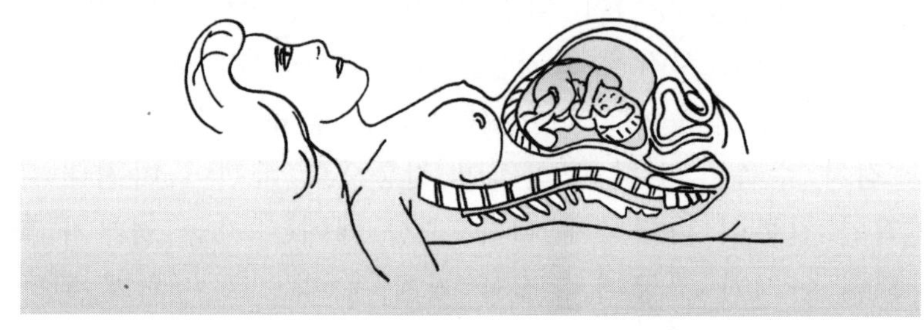

(1) 진통의 시작

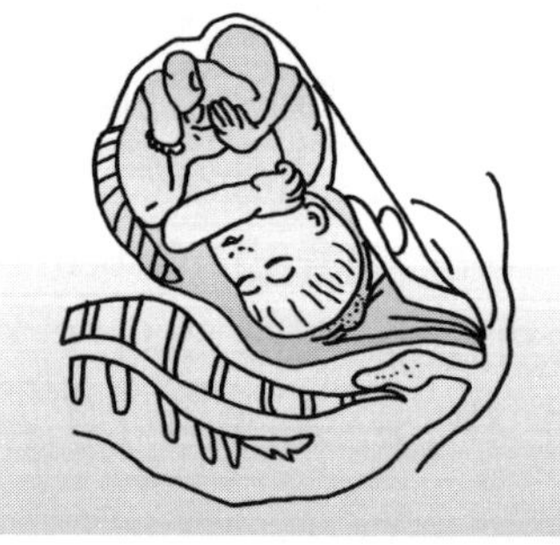
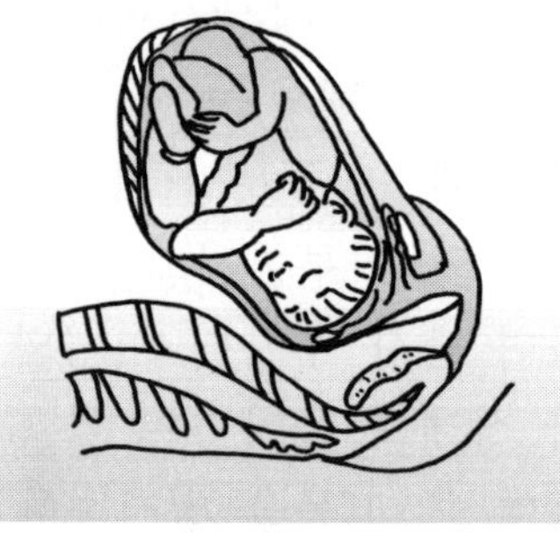

(2) 분만 제1기

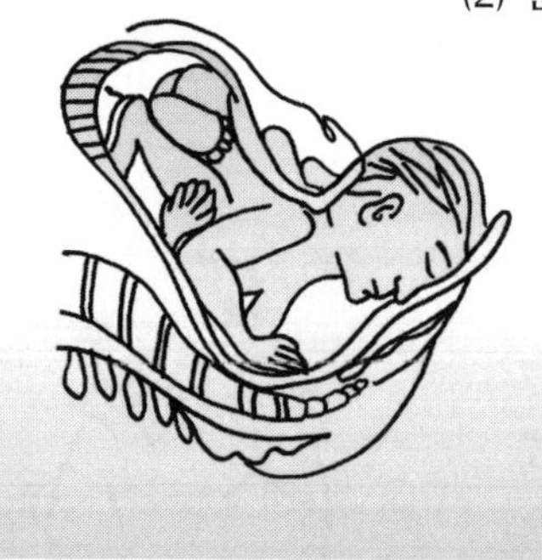
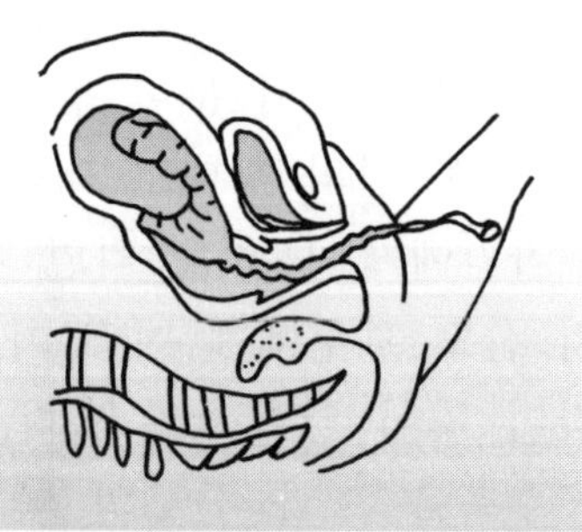

(3) 분만 제2기　　　　　(4) 분만 제3기

진통과 태아의 출산과정

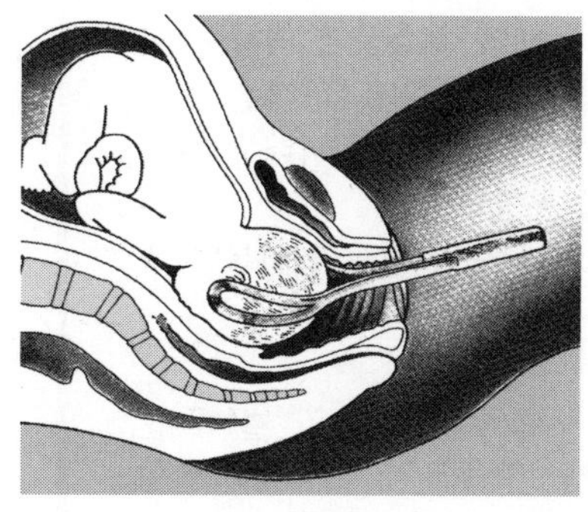
겸자분만

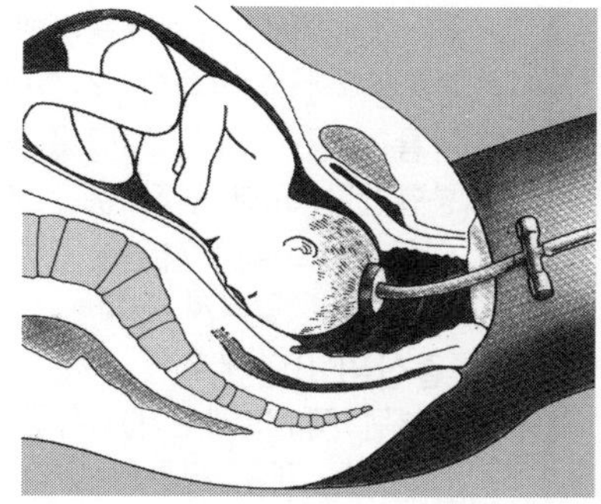
흡입분만

인공분만법

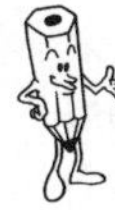 **도우미**

1. **진통**(throes)은 '산통'이라고도 하며 출산할 때에 주기적으로 짧은 간격을 두고 생기는 복통이다. 자궁이 발작적으로 수축하여 태아를 낳으려 하기 때문에 진통이 생긴다. 그 아픔은 처음에는 천천히 오다가 차츰 강하여진다.

2. **가진통**은 자궁 근육의 수축진통으로 분만하기 전에 나타난다.

3. **자연분만**은 수술을 하지 않고 정상적으로 아기를 낳는 것이다. 자연분만은 아픔을 줄이고 출산하는 방법은 무통분만, 수중분만, 라마즈 분만법 등이 있다.

4. **자연분만** 때는 라마즈(Lamaze, 1951)의 감통분만법이 있는데 남편과 함께 4~5주간 교육을 받는다. 정신단련 및 신체운동과 특수호흡법을 익히는데 호흡법, 이완법, 연상법, 체조 및 마사지를 포함한다.

5. **인공분만**은 분만이 순조롭게 진행되지 않고 모체나 태아에게 위험이 발생할 때 수술이나 보조기구를 사용하여 태아를 만출시킨다. 모체에 병이 있는 경우(임신중독증, 고혈압 등), 산도에 이상이 있는 경우(협골반 등), 만출력에 이상

이 있는 경우(미약진통), 태아나 태아 부속물에 이상이 있
는 경우에 실시한다. 수술방법은 제왕절개로 마취를 시킨
다음 배를 가르고 자궁을 절개하여 태아를 끌어내고 다시
봉합한다. 또한 겸자 분만, 흡입 분만도 있다.

6. 인공분만보다는 자연분만이 더 후유증이 없으며 회복이 빠
른 것으로 알려져 있다.

7. 출산의 3단계로

1) 분만 제1기(개구기) : 자궁 경부 및 자궁 입구가 벌어지는
시기로 개구 진통이 있다. 자궁 경부가 10cm 정도 열린
다. 양수가 흘러나오는 파수현상이 일어난다.

2) 분만 제2기(만출기) : 태아가 모체로부터 산도를 따라 완
전히 빠져 나오는 시기로 머리와 어깨가 한꺼번에 빠져
나오므로 질이 크게 확대된다.

3) 분만 제3기(태반기, 후산기) : 태아가 완전히 모체에서 나
온 후 태반, 양막, 탯줄 등이 배출된다. 후산진통이 나타
난다.

8. 산후조리(postpartum care)로

신생아는 4~6주에도 생활
리듬이 불규칙하며, 산모는 수면부족, 우울증, 피로, 신경과
민이 나타나기도 한다. 수유시는 고단백질성이 영양식으로
해야 하며, 3~4주 정도 휴식을 취하면서 몸조리를 해야
한다. 산후질환으로 나타나는 냉증, 다한증, 비만, 월경불순,
갱년기 장애, 골다공증, 신경통, 손발 저림증, 관절염, 류마
티즘 등이 모두 산후조리가 직접적인 원인이 된다.

9. 모유수유의 장점

수유하는 동안 배란이 일어나지 않아 피임에 효과가 있다
(100% 믿을 수 있는 것은 아님). 성감이 훨씬 발달하여
보다 즐거운 성생활이 가능하게 된다. 영양면에서 완벽하
다. 소아습진을 완화시켜 준다. 유아급사 증후군의 위험을
예방한다. 지능 발달에 도움이 된다. 아기의 원만한 정서
발달을 돕는다.

모유수유 현상은 미국의 경우 70년대초 15%이었던 것이
90년대에 이르러 90%로 증가 추세였다. 그러나 우리 나
라의 경우는 이와 반대로 60년대 90%이었던 것이 90년
대에는 37%인 것으로 밝혀졌다.

직장생활을 하는 여성의 경우는 '냉장 모유수유법'(3~4℃ 보관, 48시간 변질 없음)을 권장하고 있다.
10. **제왕절개수술**은 우리 나라의 경우 43%로 세계 1위라고 한다. 후유증이 많이 남아 산모의 신체적 부담과 의료비 증가 등 낭비인 셈이다.

7 쌍둥이

쌍둥이(twins)는 '쌍생아'라고도 한다. 한 모체에서 한 번 분만에 두 아이가 태어나는 경우를 말한다. 태아일 때는 '쌍태'라고 하며 그 출산 빈도는 민족에 따라 다르다. 쌍둥이에는 일란성과 이란성이 있다. 일란성은 1개의 수정란이 발생 도중 2개의 개체로 분리된 것이며, 2명의 어린이는 반드시 동성(아들과 아들, 딸과 딸)이며, 양친에게서 받은 유전 형질은 꼭 같은 것으로 본다. 이란성은 2개의 난자가 동시에 서로 다른 정자에 의해서 수정되어 발육된 것이다. 외견상 일란성 쌍둥이는 많이 닮았으나 이란성 쌍둥이는 동성이 아닐 수도 있으며 많이 닮을 경우도 있으나 닮지 않을 경우도 있다.

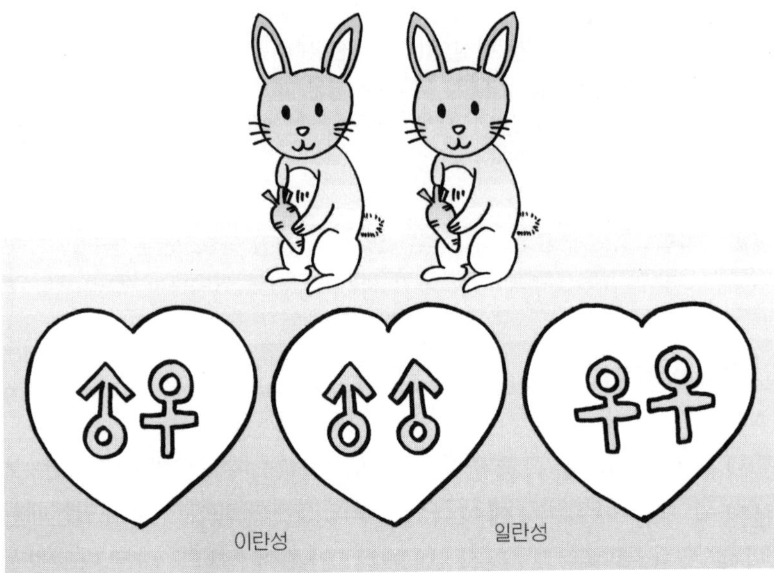

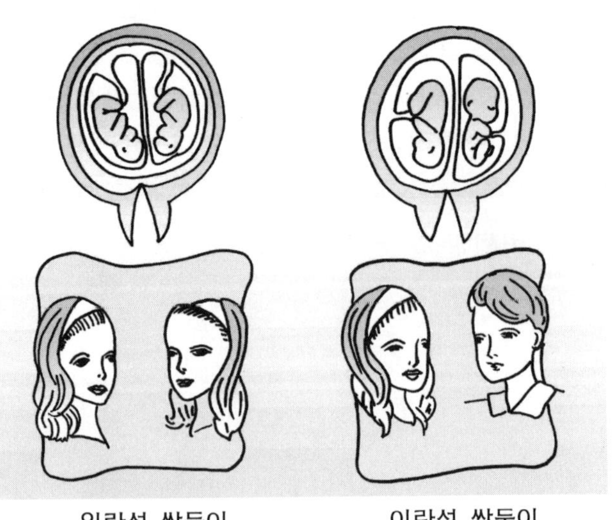

일란성 쌍둥이   이란성 쌍둥이

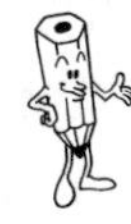

도우미

1. 세계 진기록으로 한국에서는 4쌍둥이, 영국에서는 6쌍둥이, 97년 미국에서는 7쌍둥이 탄생이 있었다. 또 2000년 9월 이탈리아에서 8쌍둥이를 분만하였는데 출생 직후 1명은 숨지고 남자 아기 3명과 여자 아기 4명이 건강한 상태라고 한다.
2. 고구마를 많이 먹으면 쌍둥이를 임신할 확률이 높다고 한다. 의학적 견해에 의하면 고구마에 있는 난포 자극 호르몬이 난소를 자극하기 때문이다. 실제로 나이지리아 울바족의 쌍둥이 출산율은 세계 최고인데 고구마를 주식으로 하고 있다.

8 성염색체 이상과 반음양

1) 성염색체 이상

사람에게는 1쌍의 성염색체와 22쌍의 상염색체가 있다. 여성은 46, XX이고 남성은 46, XY이다.

이러한 정상적인 성염색체와는 다르게 잘 알려진 이상 현상은 4가지가 있다.

(1) 터너 증후군(Turner's syndrome, ♀45, XO)은 여성에게 X염색체 한 개가 없는 경우이다. 성인 여성도 소녀같이 보이고 외부생식기도 여자와 같다. 다만 유방과 난소, 자궁과 질이 잘 발달되어 있지 않다. 월경이 없고 배란도 되지 않는 불임여성이다. 키가 작고 IQ는 70정도이다.

(2) 클라인펠터 증후군(Klinefelter's syndrome, ♂47, XXY)
은 남성에게 X염색체가 한 개 더 가진 경우이다. 정
소나 전립선이 작고 체모나 음모가 덜 발달되어 있
다. 유방이 발달되어 있으나 정자 생산이 잘 안 되어
불임남성이다. 48, XXXY 등 X염색체가 더 많아질수
록 정신박약 증세가 심해진다.

(3) 초여성 증후군(Triple X syndrome, ♀47, XXX)은 정상
여성보다 X염색체가 한 개를 더 가진 것이다. 물론
48, XXXX도 있다. 형태학적으로나 성 기능적으로 별
다른 이상 증세는 없다. 그러나 가끔 정신박약 증세
나 낮은 지능지수를 나타낸다. X염색체 숫자가 많아
질수록 정신박약 증세가 더 심해진다고 알려져 있다.

(4) 초남성 증후군(XYY syndrome, ♂47, XYY)은 정상 남
성보다 Y염색체를 한 개 더 가진 경우이다. 키도
180cm 정도로 크고, 동성애 등 비정상적인 성생활을
더 좋아하는 것으로 알려져 있다. 일반적으로 지능지
수가 낮고(IQ 80~95), 일반 사회에 잘 적응하지 못하
여 반사회적 행동, 반윤리적, 공격적인 성격을 가져 교
도소나 정신이상자 수용소의 수감자 중에 많이 있다.

2) 반음양(자웅동체, hermaphroditism)

해부학적으로 남성과 반음양 여성의 특징을 모두 가진
사람을 반음양자라고 한다. 일반적으로 생식선의 조직학적
구조를 기준으로 분류하는데 진성 반음양자와 위(성) 반음
양자로 나뉜다.

진성 반음양자는 46, XX를 가지는데 매우 드물게 나타난
다. 난소와 정소 조직이 남녀 각 한 사람의 좌우에 가지므

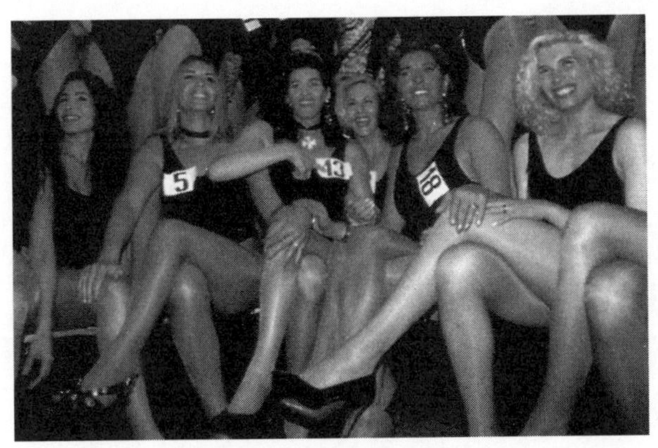

성전환수술로 여성이 된 남성들

로 남성적이기도 하고 여성적이기도 하며, 외부생식기도 그 성별을 뚜렷하게 구별하기 힘들다.

위(성) 반음양자의 경우 남성 위 반음양자(46, XY)는 유전적으로 남성이나 외부생식기는 여성의 형태를 가진다. 반면 여성 위 반음양자(46, XX)는 유전적으로 여성이나 외부생식기는 남성의 형태이다.

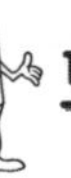 **도우미**

1. **반음양자의 원인**은 남성의 Y염색체의 이상, 생식기 형성 과정에 관여하는 특정 물질의 이상 및 여성의 모체 내에서 외인성, 내인성의 남성 호르몬 영향으로 인한 남성 생식기 형성 등으로 추정된다.

2. **성전환**(sex reversal)은 성적으로 양성을 가지는 사람이 남성, 또는 여성으로 성전환 수술을 하는데 대부분 여성으로 성전환을 한다.

3부
청소년기의 변화

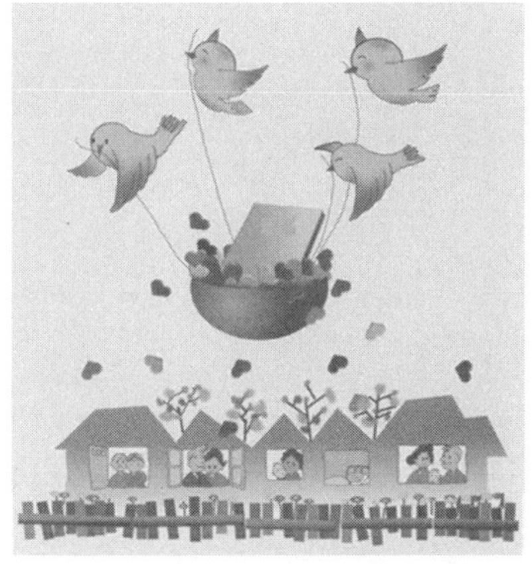

제6장 청소년기의 신체 변화

1 청소년기의 의미

청소년기(adolescene)는 신체적으로나 성적·지적·심리적으로 급변하는 과도기적 발달 단계이다. 청소년에 대한 정의는 시대와 사회에 따라 다양하지만 나이를 기준으로 규정하는 것이 일반적인 현상이며 대개 10대를 중심으로 정한다.

일반적으로 청소년기를 12~13세에서 21~22세 사이로 본다. 청소년의 초기는 10~15세의 중학생 시기를, 청소년 후기는 16~22세의 고등학생 및 대학 1, 2학년까지의 시기를 의미한다.

사춘기(puberty)란 몸과 마음이 성숙기에 접어드는 청년기의 전반부에 해당하며, 성적 성숙의 변화가 일어난다. 즉, 신체의 성장에 따라 성적 기능이 활발해지고 2차 성징이 나타나며, 생식기능이 완성되기 시작하는 때라고 할 수 있다. 사람에 따라 차이가 있으나 대개 여자는 9~14세, 남자는 10~14세 사이에 사춘기가 시작된다.

소년기에서 어른으로 성장해 가는 중간 단계이다. 성기의 성숙과 함께 성적 욕구도 강하게 나타나며, 이성에 대한 관심과 성적 충동도 나타난다. 또 감수성이 높아지고 구속이나 간섭을 싫어하며 반항감도 생겨난다. 어린이가 갑자기 부모에게 반항하고 짜증을 잘 내며 괜히 가슴이 두근거리는가 하면 초조해지거나 알 수 없는 감정을 느낄 때이기도 하다. 청소년 육성법에서는 청소년을 9세 이상 24세 이하로 규정하고 있어 초등학교 2~3학년부터 해당된다고 볼 때 거의 청소년기 초기로 봄이 타당하다. 어린이나 어른 취급을 못받는 과도기라고도 할 수 있다.

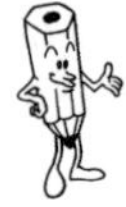

도우미

1. **사춘기란** 육체적, 정신적으로 성인으로 되어 가면서 성선 자극호르몬의 분비가 증가되는 시기이다. 이성에 관심을 가지고 남녀간의 정욕을 느끼게 된다.
2. **청년기를** 전기, 중기, 후기로 구분하는데 반항기(13~14세), 성숙기(14~17세), 청년 · 처녀기(17~22, 23세)로 나뉜다.(O. 툼리르츠)

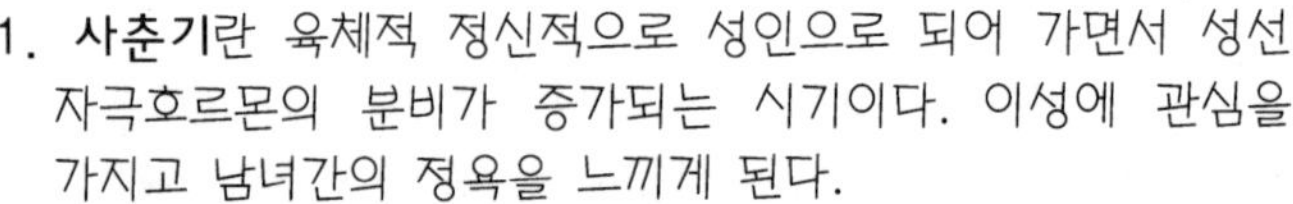

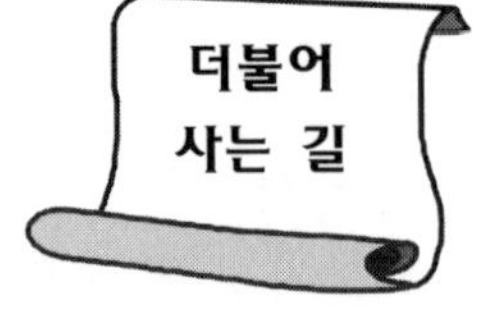

어느 추운 겨울날 마음씨 착한 청년이 산길을 지나가고 있었다. 눈보라가 휘몰아쳐서 앞을 볼 수 없을 정도였다. 조금 더 가고 있으려니 같은 방향으로 가는 다른 젊은이를 만날 수 있었다. 날은 어두워지고 추위와 거친 눈보라는 더 심해졌다. 인가를 찾아 헤매었지만 찾을 수도 없었다. 한참 후 청년은 눈 위에 쓰러져 신음하고 있는 한 노인을

> 만났다. 이대로 두고 가면 얼어 죽을 것이라고 생각한 이 청년은 "이 노인을 부축하고 가자."고 하였으나 다른 청년은 "우리 몸도 가눌 수 없는데 이러다가 우리 모두 죽는다."고 하면서 혼자 앞서 가버렸다. 청년은 노인을 등에 업고 가쁜 숨을 몰아 쉬면서 눈 속을 헤치며 나아갔다. 점점 힘이 빠지고 자꾸 넘어질 것 같았으나 이를 악물고 계속 걸어갔다. 몸에서 땀이 나기 시작했고 시간이 흐를수록 온통 땀으로 젖어들었다. 얼었던 노인도 차츰 의식을 회복하기 시작하였다. 두 사람의 체온으로 추위도 모른 채 새벽녁에 마을에 도착하였다. 마을에 가까워질 무렵 한 사나이의 얼어붙은 시체를 볼 수 있었다. 그 시체의 사나이는 누구였을까?

2 2차 성징

어린이가 태어날 때 남자 성기를 가지고 있으면 남성(male)이고, 여자 성기를 가지고 있으면 여성(female)이라 한다. 이와 같이 신체적 구조의 성기에 따라 남녀로 구별하는 것을 '1차 성징(primary sexual character)'이라고 한다. 사춘기가 되면서 뇌하수체에서 성장호르몬과 성호르몬이 분비된다. 성장호르몬의 작용에 의하여 키와 몸무게 등이 증가되고, 성호르몬의 분비로 '2차 성징(secondary sexual character)'이 나타나면서 성인 남성과 여성으로 성숙해 간다.

남자
· 피부에 기름기가
  돌고 얼굴이나 등
  에 여드름이 난
  다.
· 목젖이 튀어나오
  며 변성기가 찾
  아온다.
· 겨드랑이에 털이
  나고, 팔다리의
  털이 짙어진다.
· 체모와 음모가 나
  기 시작한다.
· 턱수염이 돋아난
  다.
· 음경과 정소(고
  환)가 커져 간다.
· 키가 자라고 체
  중이 늘며, 팔다
  리의 근육이 발
  달한다.
여자
· 피부에 기름기가
  돌게 되며, 얼굴이
  나 등에 여드름이
  생기기 시작한다.
· 목소리가 조금 낮
  아진다.
· 유방이 부풀어 오
  르기 시작한다.
· 키가 커지고 체중
  이 늘며, 몸 전체
  가 둥근 형을 띠
  게 된다.
· 겨드랑이털과 체모
  와 음모가 나기 시
  작한다.
· 엉덩이에 살이 붙
  는다.
· 외성기가 발달하
  고 색이 짙어진다.

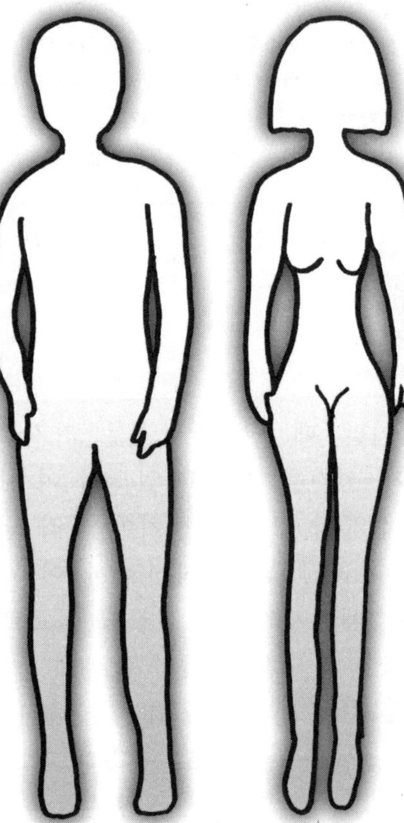

남 · 녀의 사춘기 신체변화

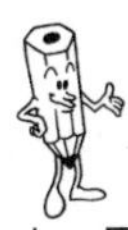 ## 도우미

1. 동물의 경우

1) 1차 성징은 정소와 난소 즉 생식선의 차이를 말한다.

2) 2차 성징은 생식에 직접 관계가 없는 신체의 여러 형질이 차이로 인간의 경우는 남녀 사춘기의 신체변화와 같다. 동물에서는 닭의 볏, 사자의 갈기, 카나리아의 울음소리 등이 있다.

2. 뇌하수체는 뇌에 있는 한 부분으로 호르몬의 분비 등을 조절하는 중요한 작용을 한다.

3. 성호르몬은 남성의 고환, 여성의 난소에서 분비되는 호르몬으로 생식기의 발육을 촉진하고 그 기능을 유지하며 2차 성징을 나타나게 한다.

1) 테스토스테론(testosterone, 안드로젠 androgen) : 남성(웅성) 호르몬으로 부신피질에서 분비되며, 정자의 생산을 촉진하고 2차 성징을 나타낸다. 부생식기와 외생식기 발달, 발모, 변성, 성생활 관련 행동과 기능을 가진다.

2) 에스트로젠(estrogen) : 여성(자성) 호르몬으로 '난포(발정) 호르몬'이라고도 하며, 월경을 유발하고 2차 성징을 발현시킨다. 발정 및 임신준비, 정자 형성을 방해하고 폐경기 질환 치료와 경구피임약(에스트로젠 + 프로제스테론)에 쓰인다.

3) 프로제스테론(progesterone) : 여성 호르몬으로 '황체 호르몬'이라고도 하며, 자궁의 점막 유지, 유선의 발육 촉진, 유즙의 분비 억제, 배란 억제, 수정란의 착상 조절, 임신의 계속에 관여한다.

4. 성적 성장에 영향을 주는 호르몬(성선 자극호르몬)

호르몬	작용 부위	호르몬에 의한 영향
난포 자극호르몬(FSH)	난소	난포의 발달, 에스트로젠 분비
〃	정소	정자형성
황체 형성호르몬(LH)	난소	배란, 황체형성, 프로제스테론 분비
간질세포 자극호르몬	정소	테스토스테론 분비
유선 자극호르몬	유선, 난소	젖의 분비, 황체의 존속, 프로제스테론 분비

3 여성의 신체 변화

여성과 남성의 신체 변화는 공통적으로 겨드랑이에 털이 나며 여드름이 생기고, 성기가 발달하여 성기에 음모가 생긴다. 여성은 유방, 허리와 엉덩이가 커지고 성기(자궁과 질)가 성숙해지며 월경이 시작된다. 결과적으로 남자는 성인 남성, 여자는 성인 여성으로 신체적인 변화를 가져온다.

여성은 남자보다 대체로 2년 정도 앞선 10세 경에 급성장이 일어난다. 보통 21세까지 성장이 지속되지만 키가 가장 클 때는 17세 정도이다.

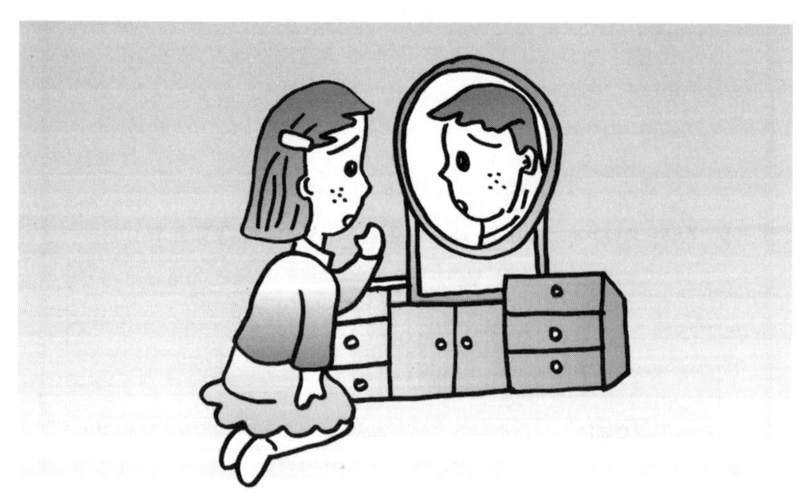

특성	최초의 발현 연령(세)	영향을 미치는 주요 호르몬
1. 유방의 성장	8~13	뇌하수체성장호르몬, 에스트로젠, 프로제스테론, 갑상선(thyroxine)
2. 음모의 발현	8~14	부신 안드로젠
3. 신체의 성장	9.5~14.5	뇌하수체성장호르몬, 부신 안드로젠, 에스트로젠
4. 초경	10~16.5	시상하부 이완요소, FSH, LH, 에스트로젠, 프로제스테론
5. 겨드랑이 털	음모발현 후 약 2년	부신 안드로젠
6. 유선 및 땀샘 (이 샘들이 clogged 될 때까지 여드름 발현)	겨드랑이 털 발현과 같은 시기	부신 안드로젠

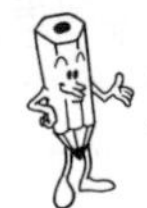

도우미

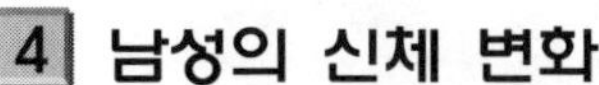

1. 음모는 사춘기가 되면 성기 주변에 나는 털을 말한다. 남성호르몬의 영향이 크다.

4 남성의 신체 변화

남성은 정소(고환)에서 남성 호르몬이 분비되어 턱수염이 돋아난다. 목젖이 나오며 고환과 음낭, 음경이 커지고 정자의 생산이 증가한다. 또 음성이 변하고 근육과 골격이 발달하며, 어깨가 벌어지는가 하면 몽정 현상이 나타난다.

남성은 12세를 전후하여 갑작스러운 성장이 일어나고 보통 25세까지 성장이 계속되지만 키가 가장 클 때는 21세 정도이다.

특성	최초의 발현 연령(세)	영향을 미치는 주요 호르몬
1. 고환 및 부고환의 성장	10~13.5	뇌하수체성장호르몬, 테스토스테론
2. 음모의 발현	10~15	테스토스테론
3. 신체의 성장	10.5~16	뇌하수체성장호르몬, 테스토스테론
4. 음경의 성장	11~14.5	테스토스테론
5. 음성의 변화(후두의 성장)	음경의 성장과 같은 시기	테스토스테론
6. 안면 및 겨드랑이 털	음모 발현 후 약 2년	테스토스테론
7. 유선 및 땀샘, 여드름	겨드랑이 털 발현과 같은 시기	테스토스테론

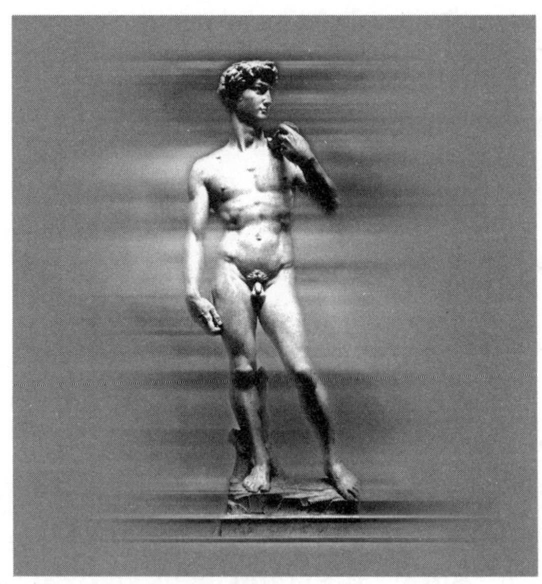

다윗(미켈란젤로작 1501 ~ 1504)

제7장 여성의 생식기관

1 여성의 성기 구조

여성 성기의 구조는 내부와 외부생식기로 구성되어 있다. 내성기는 좌우 2개의 난소, 나팔관(난관), 자궁과 질로 되어 있다. 외음부(외성기)는 대·소음순, 음핵과 생식기관의 부수기관으로 유방과 유선 등을 포함한다.

2 여성 성기의 기능

여성의 성기 각 부분의 역할을 알아보자.

1) 내부 생식기

 (1) 난소(ovary) : 자궁의 좌우에 각각 1개씩 있다. 타원형 모양으로 난자의 생산과 여성 호르몬을 분비한다. 출생할 때 각 난소에는 약 40만 개의 작은 난자(원시 난포)가 들어 있으며 일생 중 약 35년(즉, 15~50세 정도의 임신 가능기간) 동안에 300~400개의 난포만이 성숙한다. 사춘기 이후 약 1개월에 1개의 비율로 난소 중 한 곳에서 난자가 나온다.(배란)

 (2) 난자(난세포, ovum) : 성숙란으로 지름 0.2mm의 둥

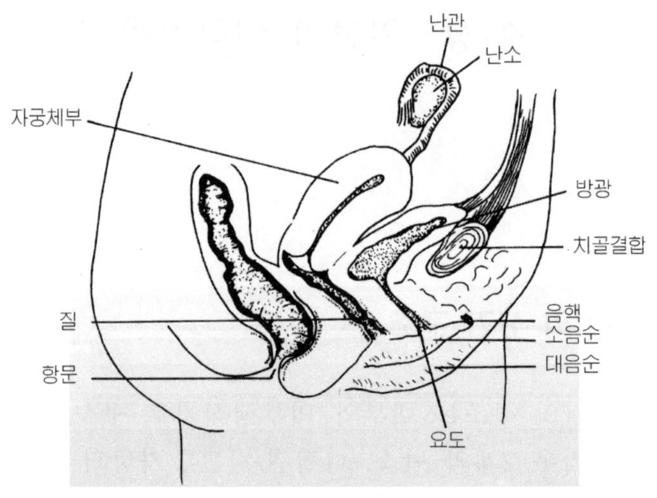

여성의 내부 생식기

근 세포이다. 정자와 수정하여 수정란이 된다.

(3) 나팔관(난관) : 나팔 모양의 자궁과 난소를 연결해
주는 약 10cm의 관이다. 정자가 질, 자궁을 거쳐
난관 끝 쪽 1/3 지점에서 난자와 만나 수정한 후
자궁으로 운반하는 길이다. 또 난자가 숙성하여 자
궁 쪽으로 이동하는 통로이기도 하다.

(4) 자궁(uterus) : 아기집으로 태아가 10개월 동안 성장
하는 곳이다. 임신의 전담기관이다. 방광의 아래쪽
에 있으며 거꾸로 놓인 자루 모양이다. 평소 성인에
있어서 상하 7cm, 좌우 4cm 정도의 크기이다 임신
을 하게 되면 30~40배로 커진다.

(5) 질(vagina) : 자궁에서 몸밖으로 연결되어 있는 직경
이 7~10cm(사춘기 소녀는 5~6cm)이고 깊이는
13cm의 원통형의 관으로 강한 산성액이 있어서 세

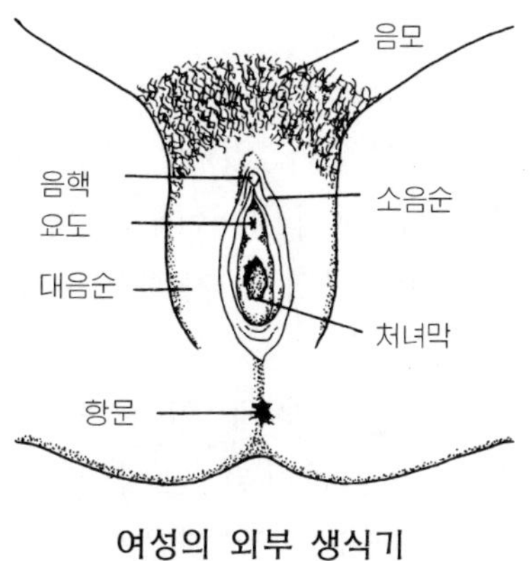

여성의 외부 생식기

균의 감염을 막아준다. 성교의 전담기관이다. 질벽
은 고도의 확대, 확장이 가능하며, 성교시 음경을
받아들인다. 정자도 이 길을 통하여 자궁으로 들어
가고 분만시 태아도 질을 통하여 나오기도 한다. 월
경이나 자궁에서 나오는 분비물이 지나는 통로로
작용한다. 그러므로 항상 깨끗이 청결한 상태가 유
지되어야 한다.

(6) 처녀막(hymen) : 질의 입구 하단부에 얇은 주름조직
인 막으로 그 가운데에 구멍이 있어 월경이나 분비
물이 흘러나올 수 있다. 처녀막의 모양과 두께는 사
람마다 차이가 있으며, 대개는 처음 성교 때 파열된
다. 그러나 요즈음은 심한 운동이나 자전거 타기,
탐폰 같은 막대 모양의 생리대의 사용 등으로 처녀
막이 파열되는 경우도 흔하다. 반대로 너무 두꺼운
경우는 수술을 해야 할 때도 있다.

2) 외부 생식기

(1) 음핵 : '클리토리스(clitoris)'라고도 한다. 남성의 음경처럼 발기하는 성질이 있다. 매우 민감하여 손으로 만지거나 강렬한 성적 자극에 의해 커진다. 여성 성감대의 중심이며, 여성의 자위행위가 이루어지는 곳이다.

(2) 대음순 : 외성기의 좌우에 있는 큰 피부주름으로 제일 바깥 부분이다. 커다란 땀샘이 분포되어 있어 사춘기가 지나면 색소가 착색을 한다. 남성의 음낭과 비슷하다. 사춘기에는 음모가 난다.

(3) 소음순 : 좌우의 대음순 사이에 있으며 양쪽 소음순이 윗부분에서 합쳐져 음핵을 부분적으로 덮고 있다. 요도구와 질구를 보호한다.

(4) 유방(breast, mamma) : 여성의 가슴에 있는 젖먹이

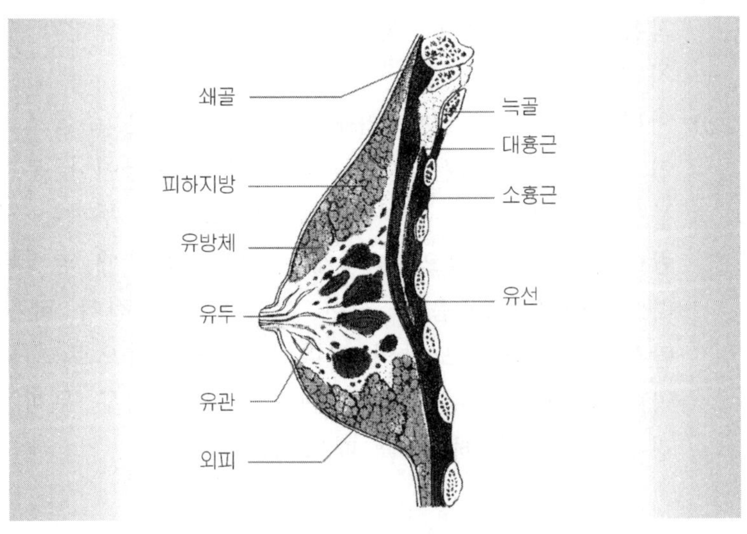

유방의 구조

수유기관으로서 분만 후에 모유를 분비한다. 유선 (젖샘)은 모유를 분비 생산하는 부위와 이를 유두(젖꼭지)로 연결시키는 유관으로 이루어져 있다.

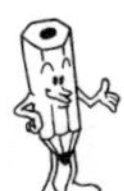 **도우미**

1. **성감대**는 자극을 받았을 때 성적인 쾌감을 느끼게 되는 신체 부분이다. 사람에 따라 차이가 있다. 일반적으로 여성은 음핵, 유방, 외성기 부분과 목덜미, 남성은 음경귀두 등이 있다. 만지면 간지러움을 느끼는 부위는 대부분 성감대와 관련이 있다.

2. **외성기**에는 질구와 요도구가 더 있다.
   1) 질구는 질의 입구로 안쪽에 처녀막이 있다.
   2) 요도구는 오줌이 나오는 곳이다. 소변을 보고 휴지를 사용할 때 앞쪽에서 뒤쪽으로 닦아야 위생적으로 좋다.

3. **유방**은 사람의 경우 여성의 가슴 양쪽에 하나씩 있다. 그 형태나 크기는 개인, 연령, 인종에 따라 차이가 있다. 또 유선의 활동기에 따라 다르다. 성숙한 여성에 있어서는 유방체와 피하조직으로 형성된 반구형이며 대흉근 위에 있다. 남성의 유방은 작용을 하지 않는 흔적기관으로 되어 있다.

제8장 여성의 생리

1 월경의 발생

월경(menstruation)은 여성이 일정한 간격을 두고 주기적으로 반복하는 자궁 내막으로부터의 출혈 현상이다. 여성이 소녀에서 성인 여성으로 성숙기에 있다는 것을 나타내는 증거이다. 즉, 매달 한 번씩 여자의 자궁에서 질을 통하여 혈액이 나오는 것으로 '멘스(menses)' 또는 '생리'라고도 한다. 사춘기에 접어들면 난소에서 성숙된 난자가 배출될 무렵 자궁 안에는 내막이 형성된다. 그 안에 혈액이 고이고 점차 자궁벽이 두꺼워진 자궁 내막이 자궁에서 떨어져서 혈액과 자궁 내막 등이 체외로 나오는 것이 월경이다. 여성의 한평생은 생리현상을 가지고 있다고 할 수도 있다. 10세 전후에 초경을 맞고, 20대에 결혼, 그리고 임신과 출산을 거쳐 50대를 지나면 갱년기에 이른다. 생리는 건강하고 정상적인 모든 여성에게서 일어나며, 사춘기에서부터 시작하여 폐경기(45~60세)까지 매달 계속된다.

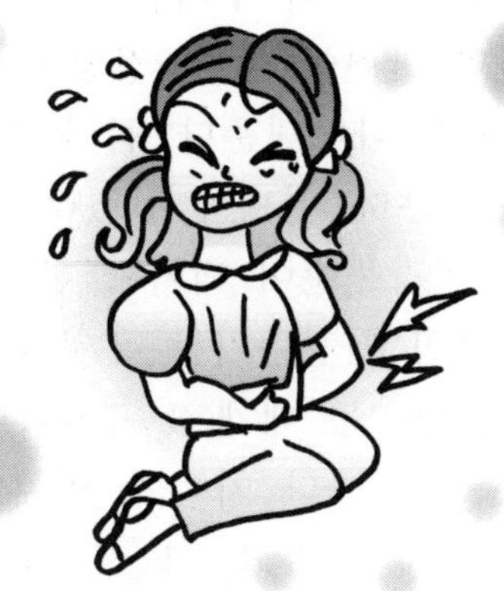

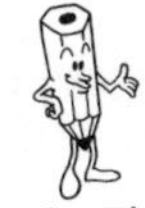 **도우미**

1. **자궁내막**
   자궁벽에 있는 내막을 말한다.
2. **폐경기**는 여성의 난소 기능의 저하로 월경이 나오지 않는
   시기를 말한다.

📖 성경말씀 : 성경 구약의 레위기에서는 월경을 경도, 경수라 표현하고 있다.

2 생리 현상

월경주기란 월경이 시작한 날로부터 다음 월경이 시작되기까지의 날짜의 수를 말한다. 성숙한 여성은 28일형과 30일형이 많다. 보통 26~32일의 주기를 정상으로 본다. 월경주기는 배란의 시기와 관련이 있다. 정상적이고 규칙적이라면 난소 기능이 정상임을 나타내준다. 몸과 마음의 상태에 따라 이 주기도 영향을 받는다. 질병에 걸렸다든지 너무 긴장하거나 쇼크를 받으면 월경불순이 되기도 한다. 몸과 마음이 안정을 통하여 정상적인 월경주기를 유지하도록 해야 한다.

월경이 계속되는 일수는 대개 3~7일이며, 평균 5일 전후이다. 월경의 양은 사람마다 차이가 있지만 100~300㎖ 정도이다. 2일째 양이 가장 많고, 그 후 점차 감소한다. 월경 전에는 대하(냉)가 증가한다.

생리증세는 개인차가 있으며, 건강한 사람이라도 다소의 장애가 있다. 즉 하복부가 거북스럽다, 허리가 아프다, 다리의 밑 부분이 당기고 쥐가 난다, 온몸이 나른하다, 머리가 아프다, 유방이 붓고 아픈 증세가 나타난다.

생리 때에는 생리대를 착용해야 한다.

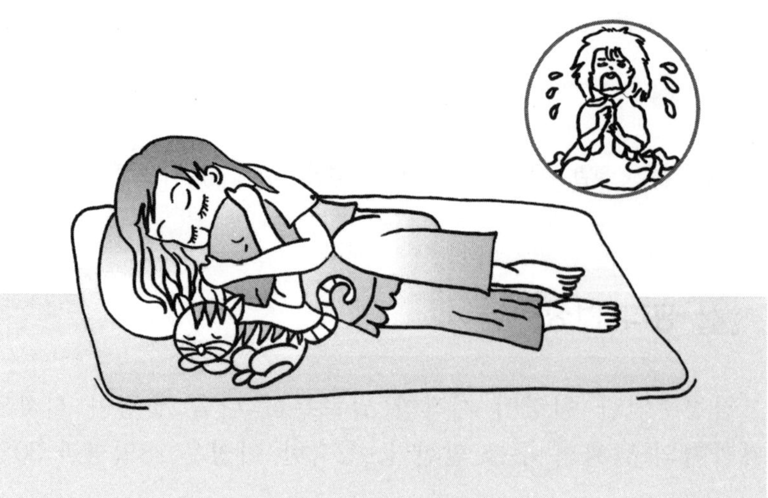

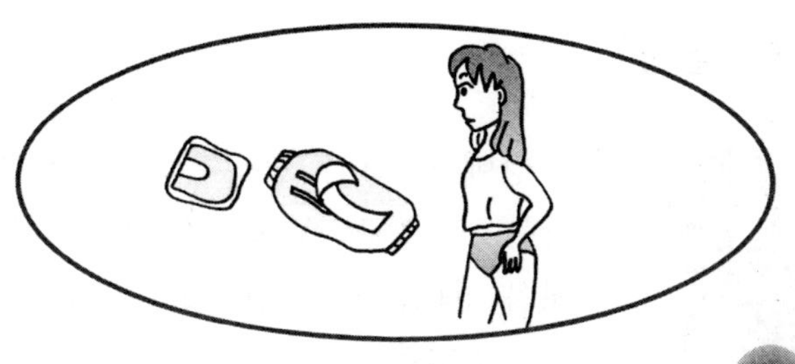

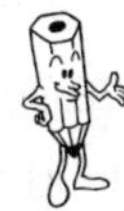
도우미

1. **대하(냉)**는 여성의 성기인 질에서 분비되는 분비액이다. 자궁구나 질 안쪽의 벽에서 나오며, 그 역할은 자궁구를 막아서 자궁으로 세균의 침입을 막아준다. 또한 질 안의 청결을 유지시키며, 하얀색으로 반투명이나 속옷에 묻어 마르면 누렇게 된다. 한의학상의 병명의 하나로 대하증은 전음부로 백색의 액이 흘러나오는 병이다. 오색 대하가 있는데 해당 기관의 기가 상하면 간은 백색, 심장은 적색, 폐는 청색, 비장은 황색, 신장과 관련해서는 흑색대하가 된다고 한다.

2. **월경혈**의 2/3는 혈액, 1/3은 자궁내막조직, 점액, 질벽의 세포, 각종 화학물질로 구성되어 있다. 월경이 가까울수록 적색을 띠며 결국에는 혈액과 비슷해진다. 보통 월경혈의 색깔은 암적색 또는 갈색이며, 선홍색인 경우는 비정상적이다.

3. **10대의 생리통**으로 1차 생리통은 프로스타글라딘 물질이 다량 분비되어 자궁 근육이 심하게 수축되기 때문에 일어나며, 학교 결석, 지각, 조퇴 등을 하게 된다. 2차 생리통은 자궁내막증, 자궁근종, 골반염, 난소혹이 원인일 수 있다.

4. **월경통(생리통, 월경곤란증)**은 생리 때 아랫배나 자궁 등이 아픈 증세를 말한다. 대다수 원인은 음혈 때문이다.

5. **월경불순**은 '월경이상(menstrual disorder)'이라고도 하며 월경주기나 출혈 지속 일수의 길이 및 출혈량의 다소 등이 정상월경의 범위를 벗어나 불규칙하게 일어나는 것을 말한다. 초경이상, 무월경, 월경의 양과 주기의 이상 등이 있다.

3 첫 월경

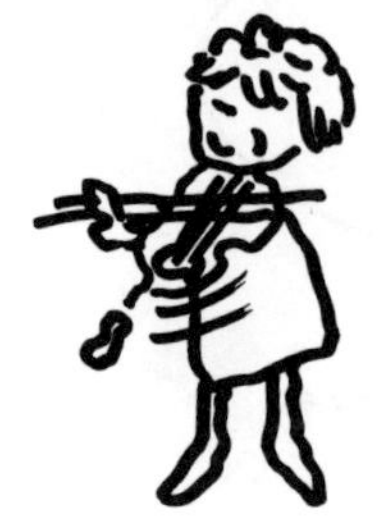 여성에게 생리 현상은 아기를 가질 수 있다는 것으로 축복받을 일이다. 사춘기에 처음 월경을 '초경' 또는 '초조'라고도 한다. 초경은 불규칙하나 대개 13~14세에 시작된다. 빠르면 10세, 초등학교 2~4학년, 늦은 경우는 16세에 시작되기도 한다. 초기의 월경은 대개 불규칙하여 들쭉날쭉하지만 1년 정도가 지나면 규칙적으로 된다. 초경의 시작은 예측할 수 없으며, 대부분의 소녀에게는 통증이 없고 배란이 없는 월경이 흔하다. 초경의 시작되는 연령은 인종, 사회환경, 영양, 체격 등에 따라 차이가 있다. 온대나 열대지방 사람이 한대지방 사람보다 빠르고, 농촌 사람이 도시 사람보다 늦은 경향이 있다. 또 영양이나 발육 상태가 좋은 사람은 빠르다. 이처럼 사람마다 차이가 있으므로 다른 친구들보다 초경이 약간 빠르거나 반대로 늦다고 해서 염려할 필요가 없다. 초경이 일찍 나타나든 늦게 나타나든 결국에 모두 성숙한 여성이 되는 것은 마찬가지임을 명심하자. 당황하지 않기 위하여 아직 초경을 겪지 않는 소녀들은 이에 대한 마음 가짐과 생리대(월경대) 준비 등 실질적인 준비를 해 두는 것이 좋을 것 같다.

1) 첫 월경에 대해 알고 마음의 준비를 하자.

2) 어른이 되어간다는 생각에 기뻐하자.

3) 생리대 준비 및 사용법을 잘 알아두자.

(1) 생리대를 준비하고 다닌다.

(2) 생리대 착용법을 잘 알아둔다.

(3) 하루에 3~4회 바꿔 착용해야 한다.

　(4) 사용한 생리대는 종이에 잘 싸서 쓰레기통에 버린다.

4) 생리에 관한 모든 사항(생리 캘린더)을 기록하도록 하자.

5) 학교에선 담임 선생님이나 양호 선생님, 가정에서는
　　엄마나 언니의 도움을 받자.

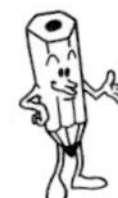

도우미

1. 생리일 때의 변화

1) 월경 전이나 월경을 할 때는 배나 허리가 아프다. 또한
　두통, 유방통, 복통, 변비 등이 일어나기도 한다.

2) 기분도 여러 가지로 변한다. 즉 신경이 예민해지거나 마음이
　우울하기도 하고 불쾌하고 불안정한 마음이 생기기도 한다.

2. 생리일 때의 조처와 마음가짐

1) 소파에 편안한 자세로 누워 있거나 배에 따뜻한 수건을
　올려놓고 낮잠을 자는 등 휴식을 취한다.

2) 요가처럼 명상에 잠기거나 또는 친구와의 가벼운 대화를 한다.

3) 생리에 대한 부정적인 생각을 버려서 복통과 같은 통증
　이나 우울증을 심하게 겪지 않게 함으로써 생리 주기가
　불규칙하지 않도록 한다.

4) 월경 때에 위생에 주의하지 않으면 불결한 냄새가 나므
　로 생리대를 자주 교체해주고 샤워도 자주 해야 한다.

　　연구 결과에 의하면 대개 스스로 여성이라는 것에 만족
　하고 자신의 신체를 사랑하는 여성은 생리기간을 잘 견딘
　다는 보고도 있다. 생리일의 근무가 곤란한 여자 공무원, 근
　로자에게는 월 1일의 유급 생리휴가를 주기도 한다.

3. 생리일 때의 주의사항

1) 머리감는 것을 주의하라. (월경혈 응고 원인으로 생리통
　이 되고 발암 원인)

2) 냉방, 찬 음식을 피하라. (냉수, 아이스크림, 얼음, 냉맥주,
　생채, 회 등)

3) 무거운 짐 운반을 하지 말라. (자궁 내막염, 방광염 원인)

4) 과격한 운동이나 과로를 금하라. (테니스, 심야 노동 등)

5) 정신적 긴장을 피하고 충분한 휴식을 취하라.

제9장 남성의 생식기관

1 남성의 성기 구조

사춘기가 되면 남자의 뇌에도 성선 자극호르몬이 만들어
져 2차 성징이라는 몸의 변화를 가져온다. 남성의 성기는
고환, 부고환, 음낭, 정관, 사정관, 정낭, 전립선, 음경으로
구성된다. 남성의 성기는 여자와 다르게 몸 밖에 있다. 고
환, 부고환, 정낭선, 정관이나 전립선처럼 몸 안에 있는 것
을 내생식기라 하고 음경이나 음낭처럼 몸 밖에 있는 것을
외생식기(외음부)라고 한다.

2 남성 성기의 기능

남성의 성기 각 부분의 역할에 대하여 알아보자

1) 내생식기
 (1) 정소(고환, testis) : '불알'이라고도 한다. 정소는 음낭
     이라는 피부 주머니에 있는 타원형의 구조물로 정상
     적인 경우 양쪽에 2개가 있다. 정소의 2가지 기능은
     정자 생산과 남성 호르몬 생성인데 사춘기부터 일어

난다. 정소가 만드는 남성 호르몬에 의해 남성의 2
차 성징을 나타낸다. 외부의 충격을 받으면 손상될
수 있으므로 주의해야 한다. 2개의 고환 크기가 약
간 다르지만 염려할 필요가 없다.

2) 배출관

(1) 부정소(부고환) : 고환의 윗부분을 둘러싸고 있다.
　성인 남성에서 길이가 약 6m 정도이며, 나선 모양
　의 관이다. 정자를 저장하고 성숙시키며 죽은 정자
　를 흡수하는가 하면 정자를 수송하는 일을 담당한
　다. 고환에서 만들어진 정자는 운동성도 없고, 성숙
　하지 않지만 부고환을 통과하는 약 6주 동안에 완
　전히 성숙하여 수정 능력을 얻게 된다.

(2) 정관(사정관, 수정관) : 양쪽의 정소에서 하나씩 나와
　방광 위를 돌아 전립선에 이르는 정자가 이동하는
　통로이다. 길이가 30~40cm 되며 사정할 때 연동

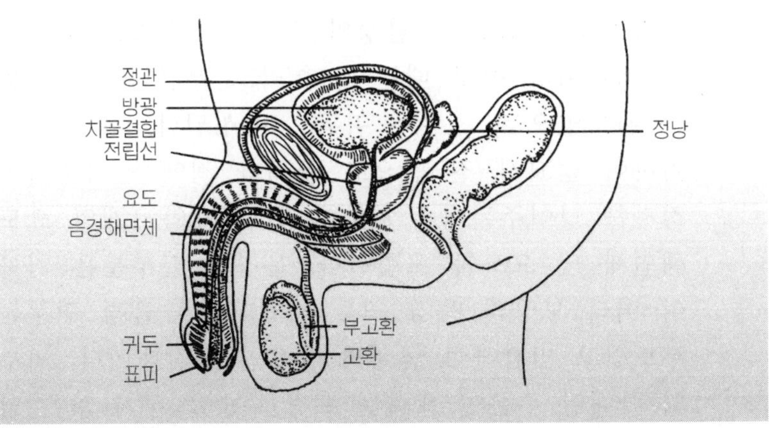

남성의 생식기관

운동을 함으로써 정자의 운반에 큰 역할을 한다.

(3) 부생식선 : 정자의 활동과 기능을 지지하는 액체를 분비한다.

① 정낭 : 방광의 뒤쪽 아래에 접착하여 전립선의 위쪽에 위치한다. 일종의 주머니 모양의 장기로서 정자가 밖으로 나갈 때 활동력과 영양을 주는 작용을 하는 분비물을 만들어낸다. 정자와 이 분비물과 섞여 정액이 되며, 정자를 저장하는 장소이다.

② 전립선(prostate gland) : 정관과 요도관이 연결되는 부분을 둘러싸고 있는 분비샘으로 방광 밑에 위치한다. 밤알을 거꾸로 한 모양이고 크기도 밤알만 하다. 희고 끈적끈적한 액체가 분비되어 정낭의 분비액과 섞여 정액이 된다. 이 전립선의 분비액은 정액을 약 알칼리성으로 만들어 정자의 활동을 촉진한다.

2) 외생식기

(1) 음경(페니스, penis) : 남성의 성교 및 오줌을 배출하는 기관이다 어릴 때는 '고추'라고 부른다. 길고 둥근 관모양으로 체부와 귀두로 구성된다. 체부는 발기하여 성교시 질 안으로 들어가 정액을 방출하여 정자를 넣어주는데 2개의 음경해면체와 1개의 요도해면체 및 요도를 포함한다. 음경의 끝부분은 거북이 머리 모양의 음경 귀두가 있다. 이 음경 귀두는 부드럽고 민감하여 남성의 중요한 성감대이다. 피부의 확대된 주름인 포피는 포경 수술을 하지 않은 남성의 음경 귀두를 덮고 있다. 성적으로 흥분하게 되

고 발기 조직에 혈액이 충분히 공급되면 음경은 발
기가 된다.

(2) 음낭 : 정소와 부정소를 둘러싸고 있는 피부 주머니
이다. 체온보다 2~3℃ 낮게 유지하여 정자가 잘 생
산되게 한다. 추울 때는 움츠러들고 더울 때는 늘어
나서 몸의 열을 적게 받도록 조절한다. 고환을 보호
해 준다.

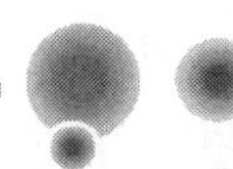

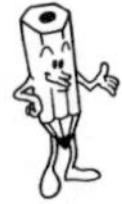

도우미

음경에 대한 궁금한 사항

1. **한국 남성의 평균 크기**는 평소 7.4㎝(둘레 8.3㎝), 발기시
   약 12.7㎝(둘레 11.5㎝) 정도라 한다. 음경의 크기와 정력은
   상관 관계가 없다.

2. **단소 음경**(고자)은 평소 길이 5㎝일 때를 말한다.

3. **사람의 음경**은 뼈가 없다. (단 동물 중 쥐, 박쥐, 고래, 해
   마, 일부 원숭이, 침팬지, 고릴라, 개 등은 뼈가 있다.)

4. **음경**의 다른 이름은 옥경, 남근, 옥근, 자지 등이 있다.

5. **쿠퍼선액**은 음경이 발기하면 처음에 음경이 끝부분에 약
   간 분비되는 액체이다.

6. **내생식기**에는 사정관구와 요도구선이 더 있다.

   1) 사정관구 : 1.46㎝로 전립선을 관통하는 부위에서 소실되
      며 요도구내로 열린다.

   2) 요도구선 : 요도로 열려 있는 관이다. 여기서 분비되는
      요도(15~20㎝)는 오줌 배설과 사정의 기능을 가진다.
      분비물은 정자가 요도를 통과하기 전에 질을 매끄럽게
      해준다.

7. **고환**은 크기 4×2×2.5㎝로 무게는 10~14g이다. 2개의 크기가 약간 다를 수 있으며, 그 크기와 정력은 상관관계가 없다.

8. **고환**은 원래 뱃속에 들어 있다가 아기로 태어날 때 몸 밖으로 내려온다. 뱃속에 그대로 있을 때에는 수술해서 몸 밖으로 나오게 해야 한다. 옛날 궁중에서 고환을 제거한 사람을 '환관'과 '내시'라 하는데 사춘기 이전에 거세하면 2차 성징이 나타나지 않는다.

9. **전립선**은 젊은 남성에게는 감염이 잘 되는 곳이고, 노인에게는 흔히 전립선 비대증으로 요도를 압박하여 소변을 보는데 곤란하게 할 수도 있는 곳이다. 전립선 결핵, 전립선 염과 암도 발생한다.

3 포경

포경이란 성인이 되었으나, 음경의 귀두가 포피로 덮혀 있는 상태를 말한다. 성인이 되면 귀두가 노출되는 것이 정상이다. 포경일 때는 비뇨기과에 가서 포경수술(환상절제술, ciraumcision)을 하여 음경 귀두가 노출되도록 할 필요가 있다. 이러한 포경수술은 옛날부터 동서고금을 막론하고 일반적으로 행해져 왔다.

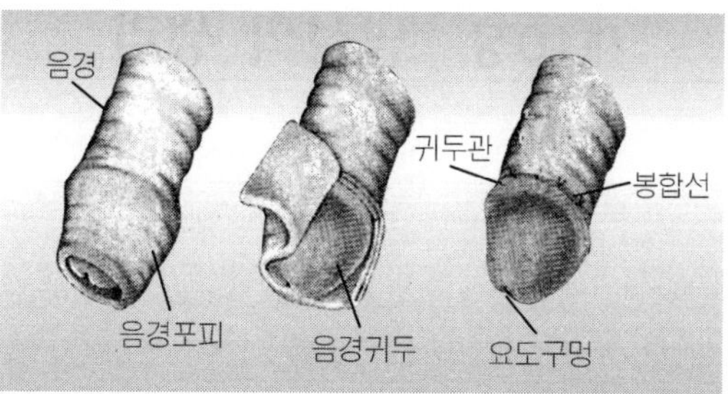

포경수술

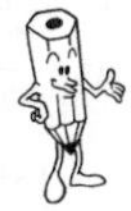 **도우미**

1. **포경**에는 가성포경(반포경)과 진성포경(완전포경)이 있다. 가성포경은 평소에는 포피가 덮고 있으나 발기하거나 손으로 피부를 잡아당기면 귀두 부분이 노출된다. 진성포경은 어떤 상태에서도 귀두가 노출되지 않는 경우이다.

2. **포경수술의 잇점**은
   1) 성기청결
   2) 귀두포피염증 예방
   3) 귀두포피의 유착방지
   4) 위독한 상행성 요로감염 예방
   5) 방광요관 역류 현상 방지
   6) 음경암 예방
   7) 성감 향상 등이 있다.

3. **가성포경**의 경우 꼭 포경수술을 할 필요가 없으나 목욕시 포경낭을 잘 세척하는 것이 위생적이다.

성경말씀 : 기독교에서는 '할례'라 한다. 구약성경에 의하면 이스라엘 민족은 출생 8일에 포경수술을 시행하였다.

제10장 남성의 생리

1 음경의 발기

남성은 가끔 음경이 단단해지고 커지는 경우가 있다. 새벽 오줌이 마려울 때, 자신의 성기를 만지거나, 영화, 그림, 책 등을 봄으로써 성충동을 느낄 때 일어난다. 또한 포옹이나 키스, 성교 등의 성적인 장면을 생각할 때에도 이러한 발기(erection) 현상은 자연히 나타난다. 어떻게 음경의 발기가 일어나는가를 이해하려면 우선 음경의 구조를 아는 것이 좋다. 사춘기에 발기현상은 자주 일어나는데 자연스러운 생리현상이므로 걱정할 필요는 없다.

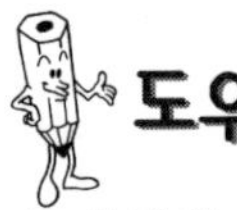

도우미

1. 음경의 구조 및 발기

음경은 음경근, 음경체, 음경귀두의 3부분으로 구성되어 있다. 음경근은 관찰하기 힘들고 음경체는 해면체구조(음경해면체, 발기조직)를 하고 있다. 성적 욕구가 일어나면 발기하게 되는데 자율신경계의 부교감신경 부분의 신경이 음경 혈관의 직경과 판을 조절하고 혈액으로 음경해면체를 채워서 팽창과 발기를 일으킨다.

2. **발기**는 음경해면체를 체내의 혈액으로 채워져 꼿꼿하게 되는 상태이다. 사정 후에는 그 혈액의 체내로 되돌아간다.
3. **자율신경계**는 우리의 의식을 떠나 운동하는 심장이나 위장운동(불수의운동) 등을 지배하는 신경계를 말한다. 우리의 감정이나 행동과 밀접한 관계가 있고, 교감신경계와 부교감신경계로 구성되어 있으며 촉진과 억제의 길항작용이 있다.
4. **남성의 성적 욕구**는 시각적 효과가 제일 크다. 10초 이내에 발기가 된다.

② 사정

사정(ejaculation)이란 사춘기가 되면서 음경이 발기 후 자극으로 인한 성적 흥분이 극에 달했을 때 정액이 방출되는 생리적 현상이다. 정상적인 남성은 흥분과 발기에 잇따라 사정이 일어난다. 교감신경은 남성 내부성기의 수축 혹은 방출

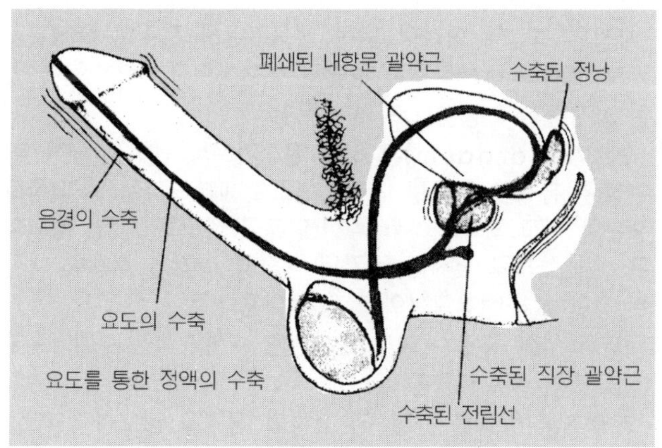

발기 및 사정

을 조절한다. 정상적인 남성은 오르가즘에 도달할 때마다 3~6회 정도의 정액을 배출하는 것이 보통이다. 1회에 약 3~5㎖의 정액을 사정한다. 1㎖당 약 7천만 마리의 정자가 포함되어 있으므로 2~3억 마리의 정자가 배출되는 셈이다. 이처럼 사정을 하는 것은 어른이 되고 아기를 만들 수 있게 되는 것이므로 여성의 첫 월경이 있는 것처럼 축하받을 일이다.

사정은 신체 조직의 전체 반응으로 경련과 근육 수축이 일어나고, 일반적으로 피로하지만 행복한 상태가 된다. 사정할 때마다 꼭 오르가즘(orgasm)이 일어나는 것은 아니다. 사춘기나 청년기에는 조루현상이라 하여 흥분을 잘 참지 못해서 빨리 사정하는 경우도 있으나 걱정할 필요는 없다.

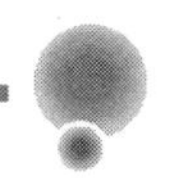

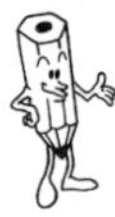

도우미

1. **사정**은 성감에 의하여 남성 생식기에서 정액이 사정관을 거쳐 체외로 반사적으로 방출되는 현상이다. 척수 안에 있는 사정중추의 흥분으로 일어난다.

2. **오르가즘(orgasm)**은 성교 절정기로서 남성은 사정 때, 여성은 음핵이나 유방 자극, 성교할 때 느끼는 쾌감(성적 흥분의 최고조)으로 '엑스타시(황홀증)'라고도 한다. 성교할 때, 일반적으로 남자는 쾌감의 상승과 하강이 빠르며 여자는 완만하다. 성감곡선의 정점을 이룬다.

   대뇌의 성적 흥분 → 척추 반사신경 → 성기쾌감 → 대뇌흥분(반사작용) → 오르가즘

3. **조루증**은 성교를 가질 때 남성의 음경을 삽입하기 직전, 직후 또는 극히 빠른 시간 안에 사정하는 것으로 '조기 사

정'이라고도 한다. 정신 노동자에게 많다. 사춘기, 청년기에 나타나는 것은 정상적인 현상이다.

3 자위행위

자위행위(수음, 용두질, masturbation)란 성교를 하지 않고 자기 스스로 성적인 쾌감을 얻는 것을 말한다. 보통 손으로 질이나 음핵, 음경을 발기시켜 오르가즘에 이르게 하여 사정하는 행위로서 '오난이즘(Onanism)'이라고도 한다.

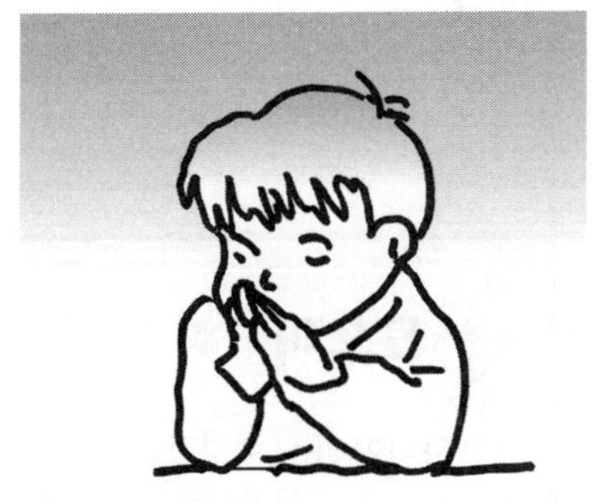

사춘기의 남녀는 거의가 경험하는 것으로서 반드시 해로운 것은 아니다. 자위행위로 인한 남성의 정액 방출은 자연스러운 생리현상이다 정액이 몸에 가득 차서 거북하면 스스로 조절하는 것이 중요하다. 자위행위의 횟수가 많아지거나 습관화되지 않도록 주의하면 된다.

또한 군대생활 등 특수 상황이나 결혼한 후 장기간 부부가 떨어져 있을 때나 배우자가 병환일 때도 자위행위를 할 수 있다. 이것은 쉽게 성욕을 조절하는 성적 행위로서 유일한 성욕 충족 수단이기도 하다.

일반적으로 15세부터 17세의 소년에게 많이 행해지고, 특정의 여성에게 호감을 가지게 되면 자위행위는 줄어든다. 자위 행위를 반성하고 공부나 일, 운동에 열중함으로써 혹은 의지의 억제에 의해서도 감소한다고 한다. 남성은 사춘기 무렵부터 자위행위를 하기 시작한다. 약 15세쯤 되면 80%가 자위행위를 하며, 주로 친구에게서 배운다. 대부분의 여성은 친구에게서 배운다기보다는 혼자 외음부를 비비면서 우연히 경험하거나 음핵을 자극하면서 쾌감을 느끼기도 한다.

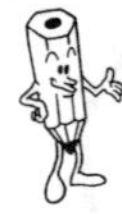

도우미

1. **자위행위**는 이성과의 육체적 결합이 없이 자기의 성기를 손이나 마른 물건으로 자극시켜 성적 쾌감을 얻는 것을 말한다. 성과 관계없이 긴장감을 풀어주고 충분한 수면효과를 나타낸다. 적당한 것은 육체적, 정신적으로 아무런 해가 없다.
2. **기구 사용**시는 성기에 상처를 입히지 않도록 주의해야 한다.
3. **과도한 자위행위**는 성적 쾌감의 감소, 피로를 가중시킬 수 있다. 또 병적일 수도 있다.
4. **자위행위의 효과**로서 남성은 음경의 건전한 발육촉진, 조루 방지, 여성은 성감개발, 불감증(성교를 하더라도 쾌감을 못 느끼는 것) 방지 등이 있다.

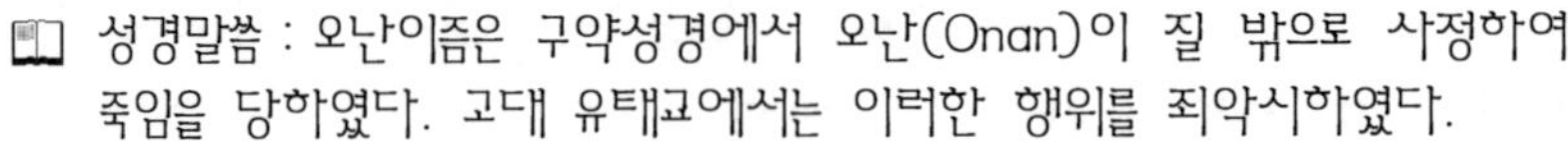

성경말씀 : 오난이즘은 구약성경에서 오난(Onan)이 질 밖으로 사정하여 죽임을 당하였다. 고대 유태교에서는 이러한 행위를 죄악시하였다.

4 몽정과 유정

몽정(몽설, night pollution) 이란 성숙한 남성이 잠자는 중에 이성 친구와의 꿈, 또는 성적 흥분을 일으키는 꿈을 꾸면서 쾌감과 함께 일으키는 정액방출 현상으로 '야간 유정'이라고도 한

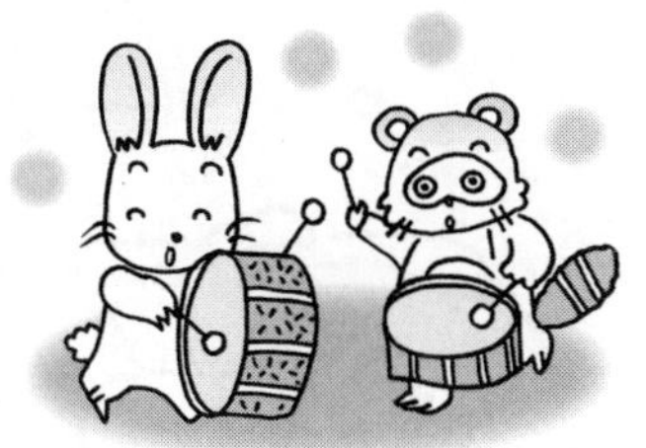

다. 정자는 부고환에서 분비되는 분비액의 도움으로 정관을 따라 올라가 정관의 끝 부분에 있는 정낭에 모이게 된다. 매일 활발하게 생산되는 정액이 밖으로 나오지 못하여 정자와 정액이 정낭에 가득 차 저장고가 넘쳐서 생기는 생리 현상이다. 따라서 발기된 음경 안에 있는 요도를 따라 정액이 사정되는 현상이 자연스럽게 일어나는 것이다. 이런 현상은 성교 및 자위행위, 몽정과 유정에서 볼 수 있다.

사춘기에 처음 몽정을 경험했을 때 꿈 내용 때문에 기분이 유쾌하지 못하고 죄의식을 느끼기도 한다. 또한 정액 묻은 속옷 때문에 당황하기도 하지만 정상적인 현상이니 놀라거나 죄의식을 느낄 필요가 없다. 옷을 갈아입고 성기 주위를 깨끗이 씻거나 샤워나 목욕을 하면 된다. 주로 자극적인 그림이나 광고물을 보고 잠자거나 어떤 물건이 음경을 스치는 경우 또는 이성을 만나거나 성행위에 대한 꿈을 꾸면 몽정 현상이 나타난다. 이것은 성욕의 생리 조절 현상이며, 적당한 자위행위를 통해 몽정 횟수를 조절할 수도 있다. 그러나 미혼인 경우 월 2~3회 정도는 걱정할 필요가 없다. 14~15세의 남학생은 90% 이상이 몽정을 경험한다.

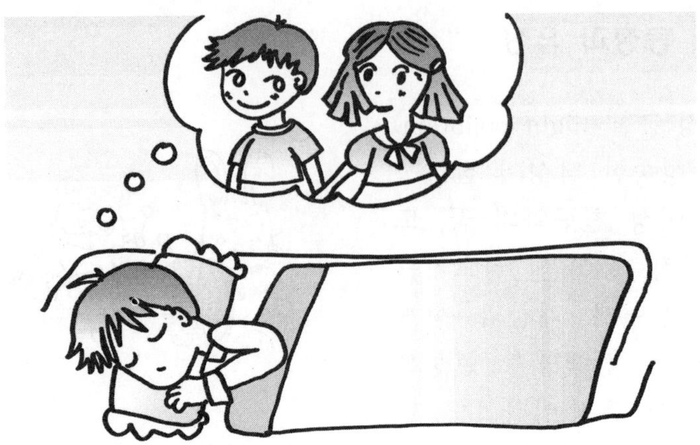

　유정(spermatorrhoea)이란 성교에 의하지 않고 일어나는 사정현상으로 '주간 유정'이라고도 한다. 밤이 아니더라도 몹시 두려워 공포에 질리거나 긴장하거나 또한 턱걸이를 하거나 갑자기 큰 힘을 쓸 때 나타나기도 한다. 혹은 야한 여자의 사진 등에 의해 성적인 자극을 받았을 때 자신도 모르게 찔끔 정액이 몸 밖으로 흘러나오는 경우가 있다. 한창 성장하는 소년기의 유정은 아무런 몸의 이상현상이 아니므로 걱정할 필요가 없다.

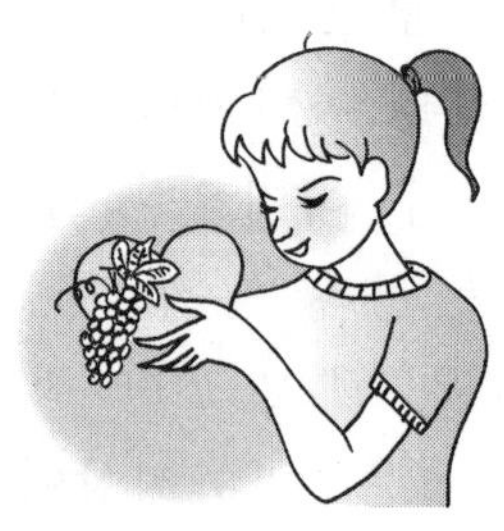

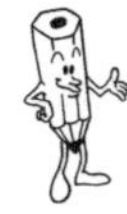

도우미

1. **몽정**은 잠을 자는 도중에 성적인 쾌감을 얻는 꿈을 꾸어 정액을 체외로 방출시키는 경우를 말한다. 청소년기에나 정액 방출이 횟수가 적은 경우에 나타날 수가 있다.
2. **주간 유정**은 가벼운 성적 자극으로 인하여 쾌감을 동반하지 않고 사정하거나 발기하지 않고 사정하는 것이다. 병적일 수 있으며 일반적으로 치료하기 어렵다. 술, 담배, 커피 등의 자극물을 피하고 적당한 운동이나 휴양이 필요하다.

5 성충동의 올바른 전환

초등학교 4~6학년은 사춘기 초기에 해당된다. 이성에 대한 관심을 가지며 수치심이 강한 시기이다 이 때는 이성을 피하면서 놀리거나 괴롭히는 경향을 보이는데, 이것은 이성에 대한 관심을 반대로 표현하는 행동이다.

사춘기에는 신체가 급성장하고 생식기관의 발달 및 정액을 생산하여 정낭에 과잉 저장되는 등 급격한 변화로 성욕을 느끼게 된다. 사춘기 이후에 나타나는 성욕은 자연스러운 것이다. 성욕은 이성과 성교하고 싶은 욕망이다.

특히 남성에게는 생리적으로 정액 방출 욕망이 있어 여성에 비하여 성충동이 더 강하다. 자위행위와 몽정이나 유정을 통하여 성욕의 일부를 해소시킬 수 있다. 그러나 영화광고, 성인잡지, 인터넷 음란물, 성인 비디오 등 전반적인

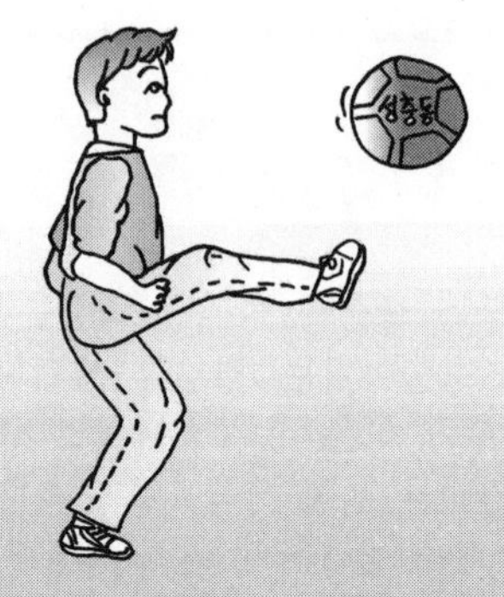

사회 분위기가 성의 개방화 내지 자유화 경향은 사춘기 학생들에게 성욕을 부추기고 있어 더욱 어려움을 겪고 있다.

한편 소녀들은 소년들의 백마 탄 왕자라고 생각하는 '왕자 증후군'에 대하여 '신데렐라 증후군(Cinderella complex)'이라는 환상에 빠지기도 한다. 이러한 것은 병적인 것이 아니라 성욕에 대한 무의식적인 반응이라 할 수 있다.

따라서 성충동을 느낄 때 유혹에 빠지지 말고 개인 스스로 잘 조절하는 노력이 필요하다. 독서나 운동 또는 개인적인 취미 생활과 레크레이션에 집중하는 것도 좋다. 이처럼 스스로 성욕을 올바르게 잘 발산시켜 조절하고 대처하는 능력을 기르는 것은 매우 중요한 일이다.

인간에게 가장 강력하고 위대한 본능인 성욕을 올바르고 건전한 방향으로 잘 전환시켜 창조적인 일에 활용하고 위대한 일을 성취할 수 있는 마음의 자세와 노력이 필요하다. 위대한 예술가들이나 세계 기록을 보유한 운동선수들은 이러한 성욕발산을 예술과 운동에 잘 적용시킴으로써 훌륭한 작품과 기록을 남기게 되는 것이다.

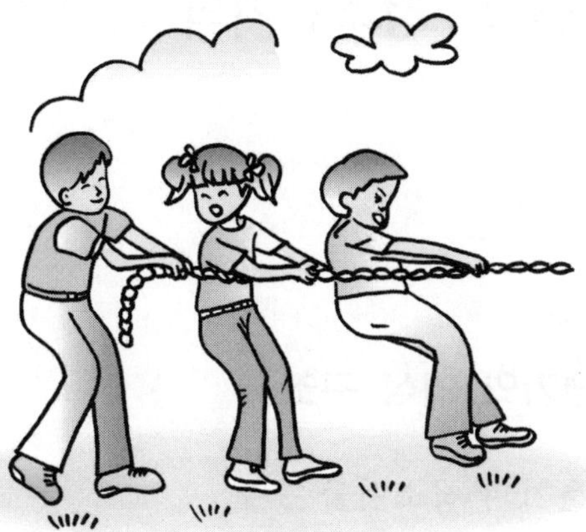

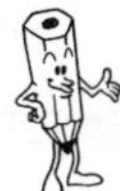 # 도우미

1. 세계적으로 위대한 음악가, 문학가, 예술가, 과학자, 운동선수들은 모두 성욕의 효과적인 활용을 한 사람들이었다.
2. **성욕**을 잘 조절하지 못하면 인생의 파산과 불행을 가져올 수 있다. 성범죄로 인한 고통, 성병, 특히 에이즈(AIDS, 후천적 면역결핍증)는 인류의 파멸을 위협하고 있다.
3. **성욕의 전환 방향**으로는
   1) 성적 감정의 억제
   2) 인내심의 고양
   3) 자제심의 향상
   4) 정의감의 양성
   5) 신앙심의 심화
   6) 희망의 개발
   7) 자비심의 발로로 서로 사랑하는 것이다.

제11장 청소년기의 심리 현상

① 청소년기의 의식 구조

대부분 사춘기의 청소년들은 부모, 학교, 가정과 사회에 대하여 크고 작은 갈등관계를 가지고 있다. 아동으로부터 성인으로 자립하고자 변화와 전환을 시도하는 시기이기 때문이다. 심리학적으로도 아동기와 성인기 중 어느 쪽에도 완전히 소속되지 않으면서 새로운 심리적 적응을 추구하는 시기이기도 하다. 초등학생들은 아동기로서 청소년기의 초기로 볼 때 청소년들이 발달 과업에 대한 기초 작업을 준비하는 단계로 보아야 할 것이다.

청소년들은 신체적인 변화뿐만 아니라 정신적인 측면에서도 많은 변화가 일어난다. 따라서 심리적으로 혼란과 갈등을, 그리고 불안정한 상태의 연속이다.

그 특징을 보면 첫째, 자아 정체성의 위기를 맞아서 불균형이 야기된다. 항상 현실과의 갈등과 불안정한 상태를 나타낸다. 둘째, 정서의 민감성으로 심리적 불안정을 가져온다. 부모, 가족과의 관계가 변화되고, 사회 환경이 변화하며, 친구간의 관계 및 이성교제 등이 이루어진다.

또한 부모, 스승, 어른이나 노인에 대한 존경 의식이

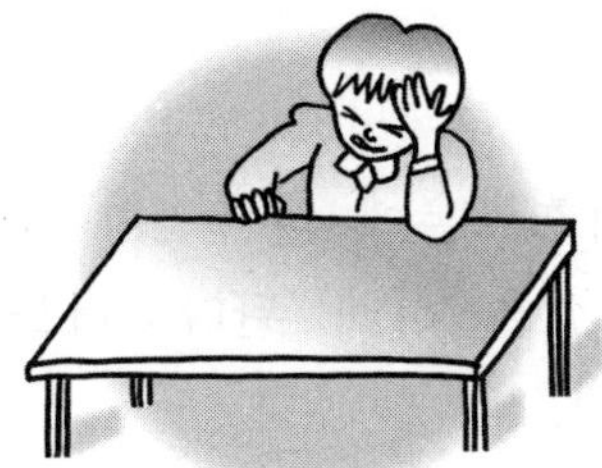

약화되고, 사회의 관습 및 가치관과 자신의 가치관 사이에 거리감을 느끼며 친구 간에서도 많은 변화를 가져오기도 한다.

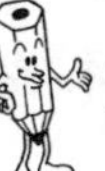

도우미

1. **사춘기 청소년들은** 자라면서 인간관계에서 겪게 되는 발달 소외감과 이상적인 자아상과 현실적인 자아상과의 현격한 차이에서 느끼게 되는 자아소외감을 가지게 된다. 청소년 의식의 문제점은 발달소외감과 자아소외감이라 할 수 있다.

2. **우리 나라 청소년들의 의식구조의 특징**은
   1) 가정, 사회, 학교에 대하여 높은 불만을 가지며,
   2) 자신의 장래 중 학업에 대한 포부가 두드러지게 높다.
   3) 자신에 대하여 상당한 성인 의식을 가졌고,
   4) 자신들에게 특수 의식을 가지고 있으며,
   5) 대체로 사회의 일반적, 전통적 가치관을 그대로 받아들 이고 있다는 점이다.

3. **우리 나라 청소년들의 건강한 청소년 상**은
   1) 인간적 가치를 존중한다.
   2) 고귀한 꿈을 가진 성실한 청소년이다.
   3) 지성과 창의력 함양이다.
   4) 자주성과 자율성을 가진 청소년이다.
   5) 주체성과 사회 공동체 의식을 소유한다.
   6) 강인한 체력과 건전한 정신의 소유자이며
   7) 남을 배려하고 사랑하는 청소년 등이다.

2 청소년기의 마음

사춘기에 접어들면 남녀 모두 성호르몬에 의한 2차 성징이 나타나면서 급격한 신체적 성장을 하게 된다. 더불어 나타나는 현상들에 대하여 알아보자.

1) 지능이 발달한다.

초등학교 고학년이 되면 수학과 과학적 재능, 사고력, 창의력이나 자율성이 신장하기 시작한다. 또한 상상력도 풍부해지기 시작하여 미래에 대한 원대한 꿈을 가져 보기도 한다.

2) 자아의식이 발달한다.

사춘기 때를 '심리적 이유기'라고도 한다. 정신적으로 부모로부터 독립하고자 한다. 자기 자신을 확인하고 인정받고자 다른 사람과 자기 자신을 비교하기도 한다. 부모와 선생님에게서 차별대우나 편애의 피해자가 되는 것을 싫어한다. 외모와 복장에도 신경을 쓰기 시작한다.

3) 비판력이 발달한다.

자기 주장이 생기고 사물이나 인간에 대하여 비판하기도 한다. 초등학교 저학년 때에는 부모나 선생님의 말씀에 그대로 따랐지만 사춘기 때부터는 이유를 달고 무조건 복종하려 하지 않는다. 자신에 대하여 스트레스(stress)를 받고 열등감을 가지기도 한다. 또한 가정이나 부모님에 대한 부끄러운 생각에서 갈등 요인이 되기도 한다.

4) 변덕이 심하고 갈등이 많다.

성호르몬에 의한 감정적 변화가 빈번하여 변덕이 심해지고 갈등이 많아지기도 한다. 부모나 선생님의 생각과 가치관이 달라 갈등을 겪게 되는데 마음의 관리 및 조절이 필요하다.

5) 또래집단을 형성하고 친구를 필요로 한다.

부모님으로로부터 정신적 자립과 독립을 원하게 되고 대신 친구를 찾고 사귀면서 친구에 관하여 고민하게 된다. 그리고 친구의 영향도 많이 받게 된다.

6) 이성 친구에게 관심을 가진다.

이성에게 관심을 가지며 그리워하고 사귀는 것은 정상적인 것이라 본다. 이성 문제에 대하여 고민하게 된다. 그러나 초등학교 고학년 무렵에는 오히려 이성 친구를 괴롭히거나 놀려대는 반대의 표현을 하는 경우도 있다. 이성에 대한 관심, 성충동, 수치심, 회의심이 높아지며 여학생의 경우 '멋을 내는 시기'이다.

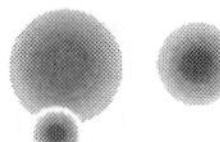

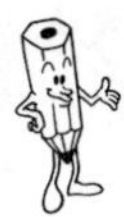

도우미

1. **자아의식**은 '자의식', '자기의식'이라 한다. 자기 자신에 관한 의식을 말한다.

2. **심리적 이유기**란 젖먹이가 젖을 떼는 것처럼 마음의 상
   태가 독립하는 시기이다.
3. **편애**란 어떤 일정한 사람이나 한편만 편벽되게 사랑하는
   것을 말한다.
4. **스트레스**란 생체에 가해지는 여러 가지 상해, 자극에 대
   하여 체내에서 일어나는 비특이적인 생물반응을 말한다.
   '범적응 증후군'이며, 3세대 질병이라고도 한다. 심장병의
   75%가 스트레스와 관련이 있다고 한다.

3 아동기의 특징

아동기는 생활 중심이 가정에서 학교로 옮겨감에 따라
아동은 많은 사회적 관계를 형성하고 사회인의 기초를 닦
게 된다.

1) 지적 발달

  (1) 지능(intelligence) :
       지능은 새로운 사물
       현상에 부딪쳐 그
       의미를 이해하고, 스
       스로가 가지고 있는
       지식을 사용하여 해
       결하는 능력이나 지
       력을 말한다. 이러한
       지능이 발달하는 데

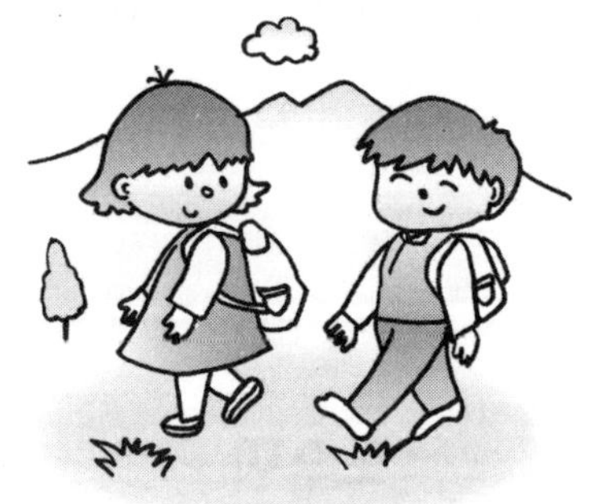

는 환경보다 유전적인 영향이 큰 것으로 본다.

(2) 기억 : 경험한 것을 의식 속에 지니거나 도로 생각해 내는 능력이다 인간의 학습에 매우 중요한 요인이다. 단기 또는 장기 기억 모두가 성장하면서 경험을 통하여 얻어지고 쌓여간다.
(3) 구체적 조작의 사고 능력도 발달한다.

2) 도덕성 발달

죄책감이라는 정서적 불안을 피하려 하거나 강화나 벌, 모방 등이 도덕적 행동을 발달시킨다. 또한 사회에 가까워지는 생각과 행동도 발달한다.

3) 사회성 발달

초등학교에 입학하면 가정 밖에서 보내는 시간이 많아진다. 활동 중심은 학교가 되며 친구는 아동의 성장 발달에 매우 중요하게 작용한다. 반대로 가족의 기능은 상당히 줄어든다.

(1) 자아개념 : 자신이 남과 다르다는 것을 인식하면서 발달한다. 성장에 따라 단순한 내용에서 점차 복잡해진다. 자아를 긍정적인 가치로 생각하는 자존감 확립도 중요하다.
(2) 성 역할 : 성 역할에 대하여 5~6세 아동은 고정관념이 매우 심한 시기이며, 7~8세 때에는 오히려 고정관념이 희박해진다. 성 역할은 호르몬의 분비에 따른 생물학적 요인도 영향을 끼치지만 사회화의 과정도 역시 중요하다. 부모의 양육 태도는 분명히 남녀의 성 역할의 개념을 형성하는데 중요한 역할을 한다. 또한 대중매체 특히 TV와 학교 교육도 중요하게 영

향을 미친다.

(3) 학교 : 학교 생활을 통하여 지식을 습득하고 사회인으로서 기초를 닦는다. 특히 근면성이 발달되어야 하는 시기이다. 학교에서의 교육 방법과 교사의 인성도 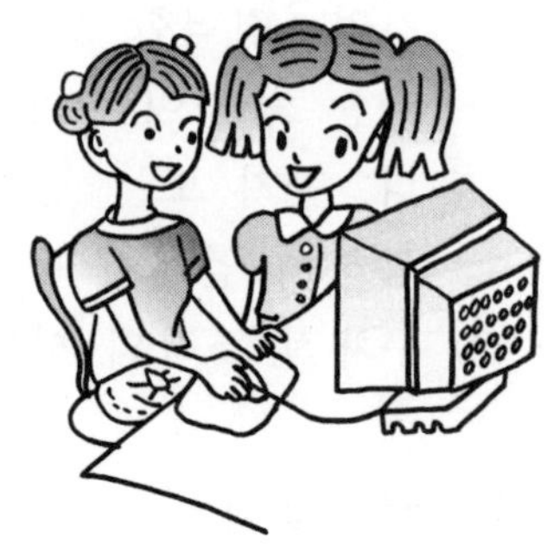 중요하다. 초등학교 담임 선생님은 일생에서 가장 많은 영향력을 미치는 사람이자 아동의 모델이며, 학습의 촉진자이기도 하다.

또한 친구 집단이 아동에게 사회화의 기능을 가져다주고 아동에게 행동의 지침을 제공해 준다. 11~13세 아동들은 친구들의 생각이나 행동을 동조하는 것이 가장 많고, 남자보다 여자가 더 동조행동이 많은 것으로 알려져 있다.

친구 관계의 형성도 성별의 차이를 보여 남아들은 단체를 이루며 친구들을 사귀나 여자는 1 : 1의 친구 관계를 보인다. 11~13세 아동들은 단짝 친구로서 동성 친구에 대한 애착이 가장 깊기도 하다. 아동의 나이나 성 또는 가까운 이웃에 사는 이유 등 지역적 여건이 친구의 선택에 중요하게 작용한다. 학업 능력이나 사회, 경제적 지위도 친구를 사귀는데 깊은 관련이 있다. 확실히 여아들은 남아들보다 친구들 사이에 더 많은 정서적 교류나 감정적인 관계를 유지한다고 알려져 있다.

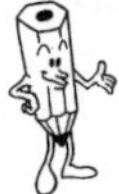 # 도우미

1. **지능**은 환경에 대한 적응능력 또는 추상적 사고를 할 수 있는 능력을 말한다. 일반인들은 지능을 문제 해결능력, 언어능력, 사회적 능력이라고도 한다.
2. **자존감**은 자기를 스스로 높이는 감정이다.
3. **동조행동**은 남의 주장에 자기의 의견을 일치시키며 보조를 맞추는 것을 말한다.
4. **아동기의 특징**
   1) 신체 발달 속도가 완만해진다.
   2) 운동기능이 발달한다. 점차 빨라지고, 강해지며, 민첩해진다.
   3) 지적 발달이 현저하다. 12세가 되면 뇌의 크기가 어른 뇌의 100% 수준으로 발달하고, 주관적 사고 형성, 호기심, 흥미가 다양해진다. 객관적으로 인식하는 능력이 생긴다.
   4) 사회적 행동 확충이 이루어진다. 사회성이 차차 발달하여, 집단적인 생활을 할 수 있다. 교우관계, 도당시기(gang age)이다.
   5) 정서가 비교적 안정되어 가는 시기이다. 스스로 감정을 통제한다.

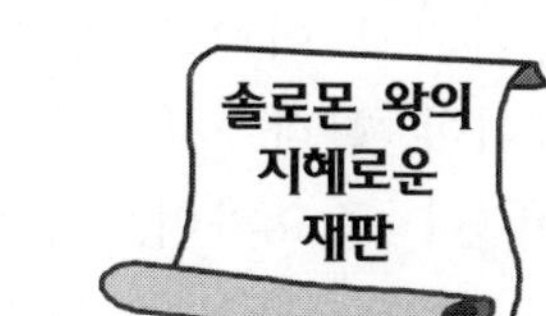

솔로몬 왕은 가장 지혜로운 왕이었다. 어느 날 두 여인이 찾아와서 솔로몬 왕에게 호소하였다. 한 어린 아기를 놓고 "자신이 아기의 진짜 엄마다."라고 우겨대었다. 솔로몬 왕은 이 문제를 놓고 재판을 하여야 했다. 당시에 유대인의 관례에 의하면 어느 물건이 어느 쪽에 속하는 지 모를 때는 보통 공평하게 둘로 나누게 되어 있었다. 왕이 말하기를 "칼을 가져와서 아기를 반으로 나누어 저 두 여인에게 나누어 주라."고 하였다. 그랬더니

> 한 여인은 "아기를 가지지 않아도 좋으니 칼로 아기를 나누지 말라."고 미친 듯이 울부짖었다. 또 한 여인은 눈 깜짝하지 않고 태연하게 "그렇게 하자."고 했다. 과연 누가 진짜 엄마일까요?

4 신세대 성의식

기성세대는 286세대라고 하며, 청소년은 586세대로서 X세대(65~76년생)와 N세대(network에서 유래, Y세대, 13~23세)로 나뉜다. 특징을 보면 X세대는 방황하고 무질서하며 소비지향적이다. 그러나 N세대는 인터넷에 친숙하고 구매력이 강하다. 필요로 하는 것은 정보에 빠르고 손쉽게 획득하며, 자신을 위해 보다 많은 시간을 투입한다.

이러한 N세대는 성의식에서도 보다 개방적이며 자유스럽다. 개인 차가 있을 수 있으나 성과 사랑에 대한 일반적인 생각과 태도를 보면 남성은 성과 사랑을 분리시킬 수 있다고 본다. 공격적이고 주도적이어야 남자답다고 생각하며, 여성에 대한 생각엔 상호모순이 있다. 결혼은 정숙한 여자와 한다는 생각 등이다.

이에 반하여 여성은 성과 사랑은 분리되기 어렵고, 남성은 어떤 면이든 존경할 만한 점이 있어야 한다. 사랑하는 사람과의 성관계에서 친밀함과 결속이 더 중요하며, 성적 쾌감은 부차적이다. 여성이 성적 호기심이나 관심을 가질 수 있지만, 성적 욕구를 느끼는 것은 정숙하지 못하고 부끄럽다. 따라서 여성은 성관계를 두려워한다. 결혼한 여성의 경우 남편과 성관계를 하고 아이를 낳아주는 것은 당연한 임무라는 생각 등을 가지고 있다고 한다.

최근 청소년들은 인터넷을 통하여 음란정보를 얻고 있다. 이것은 성적 욕구 해소에는 유용하지만, 성 충동을 자제하기란 어렵다고 생각하고 있다. 청소년 잡지들의 성적 충동과 자극적이고 무분별한 일본 문화 유입도 10대들을 자극한다.

종합적으로 신세대의 성의식은 한마디로 표현하기 어렵다. 다만 이것도 저것도 아닌 혼돈이다. 완전한 프리섹스나 반대로 순결의식도 아니다. 최근 여러 가지 성 관련 보고들을 종합해 보면 특히 신세대 남성들의 성의식은 완전히 이중적이다. 평소 개인적인 생각과 연애 과정에서는 사랑한다면 혼전 성교도 가능하다는 개방적인 면을 보이지만 자기의 결혼상대자만은 순결한 여성을 원하는 보수적인 경향도 있다. 물론 점차 이러한 생각도 변해갈 수 있다.

이처럼 성의식의 혼란은 미혼모 등의 성 피해자를 양산시킬 가능성이 높다. 현실적인 문제로 청소년의 성범죄자와 성비행자 연령이 점차 낮아지는 추세이고, 비율도 일본의 3배라는 보고는 심각성을 더해 준다. 무지나 정신적 미성숙 때문에 원치 않는 임신을 한다거나 억압된 성충동이 비뚤어진 형태로 나타나는 것이 적지 않다. 또 하나는 '연애는 필수, 결혼은 선택'이라는 신세대 결혼관이 문제로 대두되어 독신자나 결혼 연령이 점차 높아지고 있다는 것이다.

이러한 풍조는 성의 개방화, 서구화의 물결과 인터넷을 통하여 다양한 성 정보를 여과없이 제공받을 수 있는 정보화시대가 낳은 결과라고 할 수 있다. 따라서 인터넷을 유용하게 활용하기 위하여 온라인 서비스 이용 방식에 대한 제도적, 교육적 방안을 마련하는 것이 중요할 뿐만 아니라 실질적인 정보와 내용 제공이 중요하다고 보아진다. 즉 인터넷 서비스 제공자 등 정보 서비스 제공자들도 불건전한 정보 감시 기능을 강화하고 특히 인터넷 서비스 제공자는 해외 음란 사이트 접속 차단 프로그램을 개발하는 등의 노력이 필요하다. 여러 가지 신세대의 성에 대한 혼란과 고민, 갈등을 최소화하고 효과적으로 대처하기 위하여 가정과 학교와 사회가 혼연일치가 되어 올바른 성교육을 실시해야 한다. 또 이를 통하여 성에 관한 지식을 체계적으로 배워 자유스러운 성에 대한 논의와 표현을 공론화시켜야 한다.

신세대들의 아름다운 성, 밝은 성을 통한 올바른 성의식 및 결혼관 확립에 우리 모두의 관심과 노력이 필요한 때이다.

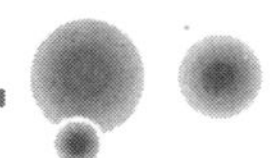

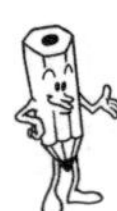

도우미

1. 청소년기의 성 관련 발달 과업
  1) 새로운 사회성 습득으로 친밀한 친구 관계나 소규모 집단에서 점차 큰 집단에서도 자연스러운 사회성이 양육된다.
  2) 성 역할 습득으로 사회 변화에 따른 여성의 성 역할 변화를 습득한다.
  3) 자신의 신체 변화를 긍정적으로 받아들인다.
  4) 부모를 비롯한 주위 어른들로부터 정서적인 독립을 가진다.
  5) 자신의 성생활과 성 행동에 대해 책임질 수 있는 준비를 한다.

2. 우리 나라를 비롯한 대부분의 사회에서 공통적으로 나타나는 성 문제
  1) 자신의 신체, 생리적 변화에 대한 불안과 호기심
  2) 성에 대한 왕성한 탐구심과 성 욕구의 배출(sex outlets)에 따른 고민
  3) 이성에 대한 지나친 관심과 접근욕 및 이성과 친구 관계

    를 맺고자 하는 강한 욕구
4) 이성 교제나 연애, 데이트, 결혼 등에 대한 미숙한 자기 중심적 사고방식과 행동
5) 기존의 성문화로부터 오는 자극과 차이를 적절히 소화하 지 못한 데서 오는 고민 등이 있다.

5 동성애

동성애(homosexuality)란 같은 성으로 남성은 남성, 여성은 여성에게 성적인 매력을 느끼고 때로는 성관계를 가지는 것을 말한다. 동성애는 근본적으로 심리적이고 정서적인 취향이다. 동성애는 고대 그리스에서도 있었다. 에이즈(AIDS)가 많이 발생되면서 더욱 관심을 가지게 되었다. 남성끼리의 동성애자를 게이(gay), 여성끼리의 동성애자를 레즈비언(lesbian)이라고 부른다. 1973년 12월 미국 정신의학회는 동성애를 종전의 정신질환에서 제외시키고 '성 선호도의 차이일 뿐'이라고 규정했다. 그러나 이것은 윤리적이고 도덕적인 관점에 대한 고려가 전혀 없었다는 것이 문제이다.

이러한 동성애의 발생은 동성애의 사회화와 학습의 영향이 크다. 모든 종류의 동성애는 사회적으로 학습되고 여러 가지 요인에 의하여 결정된다는 것이다. 성적 취향에 미칠 사회의 환경에는 부모와 자녀 관계의 이상에서 발생한다. 또 다른 가족 관계의 이상도 원인이 된다. 기타 초기의 경험들과 이성에 대한 두려움 등에 의하여 발생된다고 한다. 결국 동성애는 가정이나 사회의 부패로 인해 사회화 과정

속에서 배워 얻는 것이다.

　동성애를 나누는 사람들 사이에 나타나는 성병들을 보면 임질, 비임균성 요도염, 매독, 간염, 음부 허피스와 에이즈 (AISD) 등이 있다.

　동성애자의 발생을 예방하는 길은 건강교육, 성교육을 통해서 안전한 성행위를 할 수 있도록 유도하고, 동성애자들로 인한 질병을 예방하는 것이 최선의 방법일 것이다.

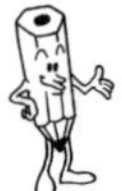

도우미

1. **인간의 성적 취향**은 이성에게 성적 매력을 느끼는 이성애(heterosexual), 동성에게 성적 매력을 가지는 동성애(homosexual), 이성과 동성에 성적 취향을 나타내는 양성애(bisexual) 등이 있다.
2. **동성애 원인 학설**은 선천설(생물학적 원인)과 후천설(정신분석학적 원인, 학습 이론적 원인 등)로 나뉜다.
   1) 생물학적 원인으로는 유전설(세포 유전학), 호르몬설(내분비계)과 뇌구조선(신경해부학)이 있고
   2) 정신분석학적 원인(어떤 정신적 외상으로 성적 기능이 변함)과
   3) 학습 이론적 원인(동성과의 만족스러웠던 경험이나 이성과의 불만족스러웠던 경험 등)이 있다.
3. 동성애자들의 성교는 구강성교(oral sex)나 항문성교(anal sex)를 한다.
4. 동성애자들의 결혼을 법적으로 인정하고 있는 나라는 스웨덴, 덴마크, 노르웨이, 아이슬란드, 네덜란드 등이 있다.
5. 동물의 동성애인 경우는 갈매기(레즈비언), 채찍꼬리 도마뱀(레즈비언), 고릴라나 침팬지, 보노보 원숭이, 암코양이들이 알려져 있다.

6 비정상적인 성행동

비정상적인 성행동은 '성도착증'(paraphilia), '변태성욕', '성적 이상', '성적 도착증', 또는 '성심리 변태'라고도 하는 일종의 변태적인 성 행동을 말한다. 양적인 이상과 질적인 이상으로 구분된다.

먼저 양적인 측면에서 대표적인 성적 일탈행위는 '성욕 항진증(hypersexuality)'이다. 성욕이 과도하고 성행위를 병적으로 좋아하는 증상이다. 남자는 '호색가', 여자는 '색정광'이라고 불린다. 남자는 성욕을 참지 못하여 충동적인 행동을 하며, 여자는 항상 성적으로 만족하지 못해 성교 상대를 자주 바뀌는 특징을 나타낸다.

질적인 측면에서 성도착증은 프로이드의 분류 방법에 따라 두 가지로 나뉜다. 성욕을 만족시키는 방법에 이상이 있는 경우와 성적 매력을 느끼는 대상에 이상이 있는 경우가 있다.

전자의 경우는 보통의 성행동에 의하지 않고 특유한 방법으로 성욕을 만족시키는 관음증, 노출증, 접촉도착증, 호분증, 호뇨증, 전화음란증, 새디즘과 매조히즘 등이 있다. 후자는 비정상적인 대상으로부터 성욕을 느끼는 절편음란증, 복장도착증, 소아성애, 노인애, 시체성애, 동물성애 등이 있다.

관음증(voyeurism)은 옷을 벗거나 성교 장면을 훔쳐보면서, 노출증(exhibitionism)은 관음증의 반대로 자신의 성기를 부적절한 상황 즉, 여러 사람이 있는 곳에서 충동적으로 노출시켜 성적 만족을 추구하는 현상이다. 사람들은 어느 정도 관음증을 갖고 있는 것처럼 대부분 노출 성향을 가지고 있다.

지하철이나 버스에서 여성들을 괴롭히는 치한들에게서

볼 수 있는 접촉도착증(frottage), 미지의 상대방에 외설적인 통화를 하면서 성욕을 충족시키거나 자위행위를 하는 전화음란증(telephone scatologia)도 있다.

또한 고통을 동반한 변태행위로서 새디즘(sadism, 학대도착증, 가학성변태)과 매조히즘(masochism, 피학대 도착증, 피학성 변태성욕)도 있다.

이와는 다르게 절편음란증(fetishism)은 여성의 팬티나 브래지어, 가죽벨트, 신발과 같은 물건에 맞추는 경우이며, 복장도착증(transvestism, 의상도착증)은 여성이 남장을 하고 남성이 여장을 좋아하는 증상이다.

소아성애(pedophilia)와 노인애(gerontophilia)는 성적 대상의 특정 나이에 민감한 변태성욕으로 소아성애는 사춘기 이전의 어린이, 특히 8~11세 소녀에게서, 노인애는 나이 많은 할머니에게서 성적 쾌감과 만족을 얻는 이상 행동들을 말한다.

대부분의 변태성욕자들은 남성들이다.

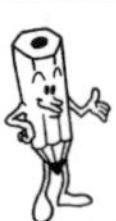

도우미

1. 변태성욕

1) 성욕을 만족시키는 방법에서 호분증(coprophilia)은 상대에게 배변하거나, 상대가 자신의 몸에 배변할 때, 호뇨증(urophilia)은 상대에게 오줌을 싸거나, 타인이 자신의 몸에 배뇨하는 행위에서 성적 만족을 얻는 경우이다. 새도매조히즘(sadomasochism, 가학 피학성 변태성욕)은 가학성과 피학성이 동시에 나타난다.

2) 성적 매력을 느끼는 대상의 이상에서 시체성애(necrophilia)는 사람 시체와 성적 접촉, 동물애(zoophilia)는 동물과의 성교를 통하여 성적 만족과 쾌감을 얻는 변태성욕 현상이다.

4부
사랑과 결혼

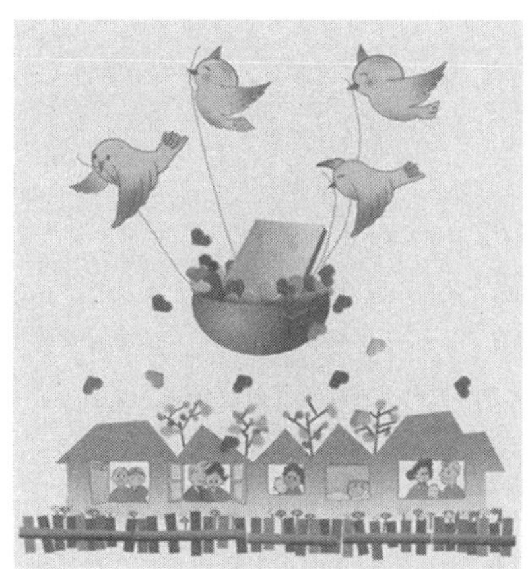

제12장 사랑과 결혼

1 사랑의 발달

사랑이란 이 세상에서 가장 아름답고 누구나 좋아하는 말이다. 부모의 사랑, 형제간의 사랑, 친구와의 사랑, 하나님의 사랑, 이성간의 사랑, 선생님의 사랑 등 여러 가지가 있다. 사랑은 인간이 태어나면서부터 시작되고 성장해가면서 더불어 발달하게 된다. 갓 태어난 아기가 보이는 최초의 행동은 접근 행동으로 나타난다. 돌봐주는 부모에 대해 강하게 끌리는 행동으로 부모의 반응은 모성애(maternal love)이다.

사랑은 태어난 후 배워서 얻어지는 하나의 능력이다. 유아는 태어나면서 주로 생리적 및 신체적 욕구 충족을 통하여 애착관계로서 부모와 긍정적인 유대를 형성한다. 유아와 어머니 사이에 생리적 측면에서 사랑스럽고 욕구 충족적인 관계가 이루어진다. 유아의 울음은 모체의 생리적 기능에 커다란 영향을 미치게 된다. 점차 유아의 정서적 의사소통의 능력을 재잘거림, 미소와 만지는 것에 의해 나타난다. 부모와 자녀간 신체적인 접촉과 정서적인 유대는 사랑의 출발점이다.

사랑의 대상이 어렸을 때는 부모이고 혹은 형제가 되지

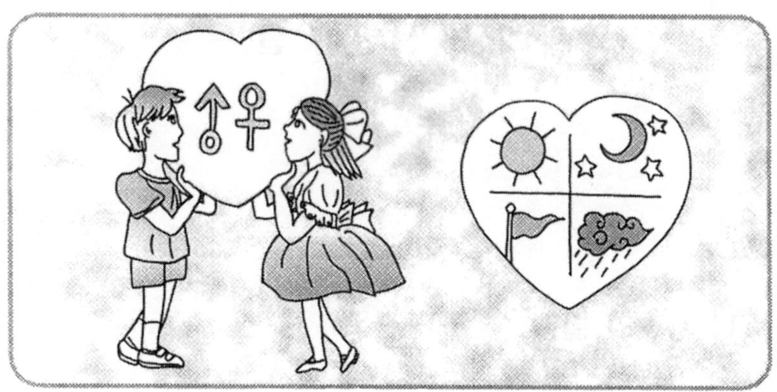

만 아동기에 접어들면서부터는 친구가 되고, 사춘기 이후에는 이성 친구인 애인이 된다. 이러한 관계를 지나 자기애(self-love) 현상으로 발전하고 유치원, 초등학교 과정에서는 친구 사랑, 사춘기에는 연애, 결혼한 후는 혈족애, 이웃애, 조국애, 인류애의 순서로 발달한다. 더불어 성인이 되면 문화, 진리, 사업, 예술과 자연에 대한 사랑도 나타난다.

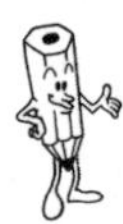

도우미

1. **사랑**은 소중히 여기어 정성과 힘을 다하는 마음, 이성에 끌리어 몹시 그리워하는 마음, 일정한 사물을 즐기거나 좋아하는 마음 등 다양하다.
2. **모성애**는 자식에 대한 선천적이고 본능적인 어머니의 사랑이다.
3. **인간의 애정 심리발달 과정**
   제1기(6~7세)의 대상은 부모이나, 제2기(8~10세)는 갱

(gang) 시대로 거의 동년배 동성 사이에 애정이 싹튼다. 제
3기(11~13세)는 동성 교우관계 즉 동성간의 애정에 관심
이 많다. 제4기(14~15세)는 동년배의 이성을 좋아하는 때
라 남녀공학이 바람직하다. 제5기(16~17세)는 진정한 애
정관계의 전 단계로 고등학교 시절인데 남성은 연하 여성
을, 여성은 연상의 남성을 사귀려고 한다. 정상적인 성숙한
애정 관계의 형성은 청년 후기에 이루어진다.

2 사랑의 종류

사랑에는 4가지 종류가 있다.

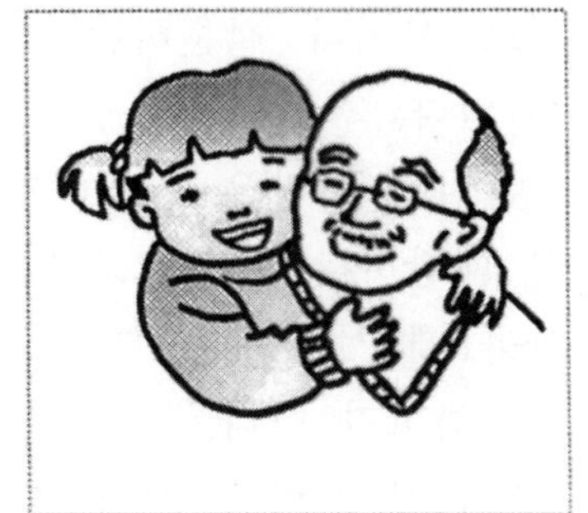

1) 스토르게(storge) : 동족 인
연으로 인한 잠재적 사랑으로
'혈족애'라고도 한다. 부모의 혈
통적인 사랑으로 본능적이며
가장 강하다.

2) 에로스(eros) : 정욕적인
사랑으로 육체적, 자연적 사랑(동물, 곤충)이자 '성애' 또는
'이성애'를 말한다. 에로스란 사랑이 신에서 유래한 것이며,
문학을 비롯한 예술의 전 분야에 중요한 소재로 이용된다.

3) 필리아(philia) : 친구간에 '우정적 사랑'으로 길고 지속성
이 있다. 넓은 의미로는 인간적 사랑(humanity)이기도 하다.

4) 아가페(agape) : '하나님, 천래의 사랑, 종교적 사랑'
이다. 기독교에서는 사랑, 불교에서는 자비, 힌두교에서는

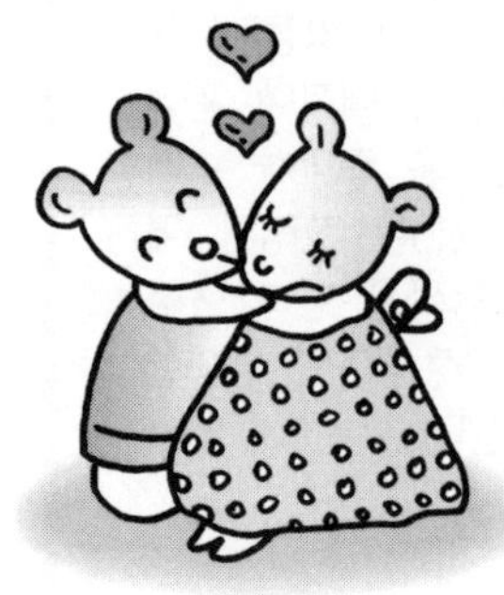

카마, 유교에서는 인이라고 말한다. 여기에는 신이 인간을 사랑하는 것, 인간이 신을 사랑하는 것과 인간과 인간 사이의 사랑 등 3가지가 있다.

사랑의 양식에 따르면 가장 좋은 친구로서의 사랑, 논리적 사랑, 낭만적 사랑, 소유적 사랑, 이타적 사랑과 유희적 사랑들이 있다.

가장 좋은 친구로서의 사랑은 함께 가까이 지내다 보니 서로 편하고 좋으며, 취미도 비슷하여 친구이자 애인의 관계로 사귀다 결혼하는 경우로 과 커플, 직장 동료에서 볼 수 있다.

논리적 사랑은 현명하게 사랑을 하려는 사람들로 인내력이 대단하다. 외모, 교육 수준, 환경, 성격 등 기준치에 가까울 때 사랑하며, 대학 졸업 후에 취업을 하여 떳떳할 때 결혼하고자 한다.

낭만적 사랑은 사랑 자체에 대한 사랑으로서 서로 만나자마자 전류에 감전되듯이 금방 사랑의 불꽃이 불붙기 시작한다. 이 같은 사랑에는 외모가 가장 중요하며, 성춘향과 이도령, 로미오와 줄리엣의 경우가 이에 해당된다.

소유적 사랑은 자기가 준 사랑에 대하여 확실한 보답의 증거가 부족할 때 분하고 억울해 하며, 배신의 기미가 보이면 불타는 증오로 돌변한다. 상대방과 사랑의 중독증에 빠질 수 있는데 질투심이 강하다.

이타적 사랑은 아무런 조건 없이 좋아하고 돌보아 주며,

용서하고 베풀어 주는 희생적 사랑이다. 기독교의 사랑, 불교의 자비 등 아가페적인 사랑을 말한다.

마지막으로 유희적 사랑은 사랑을 게임으로 보아 재미있게 즐기는 것이며, 성행위에서도 책임감이 없다는 것이다. 질투하는 애인이나 바람기 없는 여성에게는 사랑을 못 느낀다는 생각을 가진다.

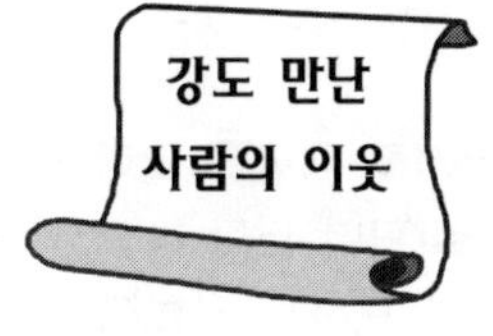

한 사나이가 산길을 혼자 지나가고 있었다. 갑자기 나타난 강도에게 돈도 빼앗기고 몸을 움직일 수 없을 정도로 얻어맞았다. 몸이 아프고 거의 실신한 상태였다. 이 때 한 제사장이 이곳을 지나가는데 모른 체하고 지나가 버렸다. 조금 후에 또 한 사람의 유대인이 이곳에 이르렀으나 마찬가지로 쳐다보지도 않고 지나쳤다. 얼마 후 사마리아인이 이곳을 지나가다가 거의 죽게 된 사람을 보게 되었다. 그는 먼 지방으로 여행 중이었다. 기름을 꺼내어 상처에 발라 주고 타고 가던 나귀에 대신 이 사나이를 태우고 이웃 마을의 여관에 도착하였다. 여관 주인에게 돈을 주면서 잘 돌봐주도록 부탁하였다. 돈이 더 들면 돌아오는 길에 갚아준다고도 하였다. 과연 누가 강도 만난 사람의 진정한 이웃인가?

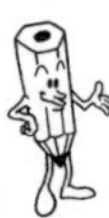 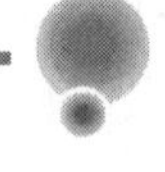

도우미

1. **기독교의 사랑**
   동정, 긍휼, 구원, 행복의 실현을 지향하는 정념이다. 독생자 예수를 보낸 하나님의 사랑, 이웃에 대한 사랑, 하나님을 사모하는 사람의 사랑 등 3가지가 있다.

2. **카마(kama)**
   인도 신화에 나오는 애욕의 신으로 그는 인간의 애욕, 연애를 맡아보는 신이다. 쾌락의 여신 라티(Rati)를 아내로 삼고, 활과 화살을 잡고 있는 아름다운 청년으로 묘사되고 있다.

3. **인**
   공자가 주장한 유교의 도덕 이념 또는 정치적 이념을 말하며 일반적으로 사랑과 박애가 그 내용으로 되어 있다.

4. **사랑**에는 남성보다 여성이 더 이성적이며 남성은 유희적, 낭만적 사랑에, 여성은 논리적, 소유적, 가장 좋은 친구로서의 사랑에 더 매력을 느낀다고 한다.

3 첫사랑

어느 날 이성 친구를 좋아하게
되고 이상한 감정을 느끼게 된다.
인간은 근본적으로 고독한 존재이
며, 그 고독감과 공허감을 극복하
기 위하여 사람은 사랑을 하는 것
이라고 한다. 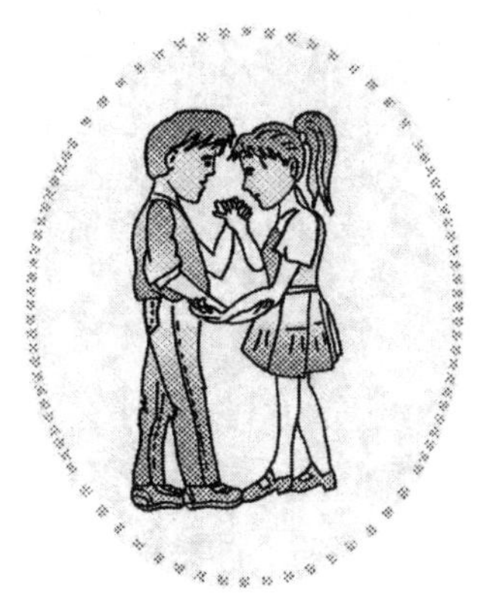

유아는 엄마의 모성애와 가족들
의 사랑 속에 건강하게 자란다.
유아기에 여자아이가 아빠를, 남
자아이가 엄마를 좋아해서 내가 크면 아빠, 엄마랑 결혼하
겠다고 말한다.

첫사랑은 말 그대로 이성간에 처음 나누는 사랑이다. 가슴
두근거리는 일이다. 유치원 시절 또래와 이성 친구 또는 선
생님을 좋아했었다. 꼬마가 유치원 다닐 때 짝꿍과 또 다른
여자애가 좋다고 하면서 이름을 자꾸 이야기하던 일이 있다.

초등학교에 입학한 후 저학년 시절은 또래 집단에 휩쓸
려 정신없이 지낸다. 고학년에 접어들면서 이성에 대해 눈
을 뜨고 이성을 처음 사랑하게 되는 그 시절은 풋내기 시
절이다. 어떤 어른들은 담임 선생님을 좋아하여 선생님이
되었다는 고백도 있다. 그러나 첫사랑은 순수하고 진실했
었으며, 마음이 아프고 괴로운 시절일 수도 있었다.

그러나 최근의 소년 소녀들은 국적도 없는 '발렌타인 데
이(2·14)'이니 '화이트 데이(3·14)' 등에는 선물을 서로 나
누면서 더 풍요로운 첫사랑의 교제를 하는 것 같다. 여학
생도 좋아하는 남학생들에게 과감하게 사랑을 고백하기도

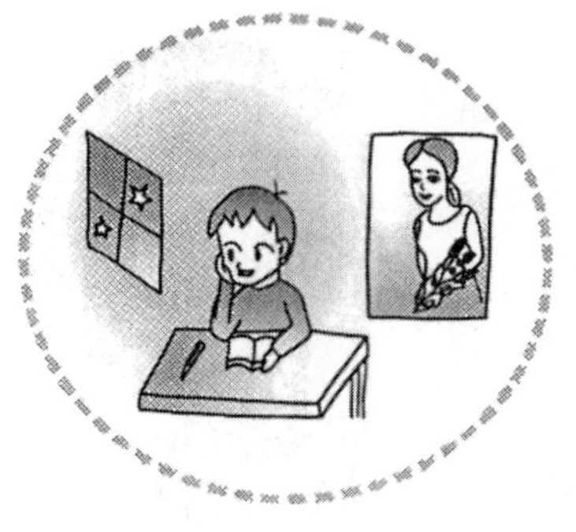

한다.

사춘기 때 누군가를 사랑하게 되면 상대방에게 완전히 빠져버리게 된다. 팝스타나 영화배우, 탤런트, 선생님, 친구의 오빠 등을 무조건 사랑하면서 열광하게 된다. 또 상대방과 만나거나 손잡는 것, 키스나 포옹 등을 상상하기도 한다. 첫사랑을 나누다가 실연의 아픔을 겪기도 한다.

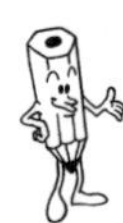

도우미

1. **실연**은 사랑을 잃어버리는 것을 말한다. 대개의 경우 어느 한쪽이 상대방에게 관심이 없어지거나 사랑하는 마음이 없어지는 경우에 일어난다. "세월이 약이다"라는 말처럼 시간이 지나가면 마음의 아픈 상처도 사라진다.
2. 일반적으로 **첫사랑**은 쉽게 잊혀지지 않는다. 이것은 이루지 못한 첫사랑에 대한 미련 때문이다.
3. 왜 **첫사랑**은 이루어지지 않는가?
   1) 대부분 경제력이 없는 시기여서 독립할 수 없기 때문이다.
   2) 부모에게 의존하는 시기이므로 부모가 반대하면 대부분 포기한다.
   3) 사람과 관계를 맺고 유지(데이트 등)하는 사회적 기술이 모자라다.
   4) 이성에 대한 몸과 마음에 대한 지식이 부족하다.
   5) 바람직한 인생관, 이성관이 확립되어 있지 않다.

6) 이루어질 때까지 많은 시간과 장애 요소가 존재하고 있기 때문이다.

4. 정신분석학상에서 3~7세 어린 아이의 경우에 나타나는 현상으로

1) 외디푸스 콤플렉스(Oedipus complex)는 아들이 엄마를 좋아하는 것,

2) 플렉트라 콤플렉스(Flectra complex)는 딸이 아빠를 좋아하는 것을 말한다.

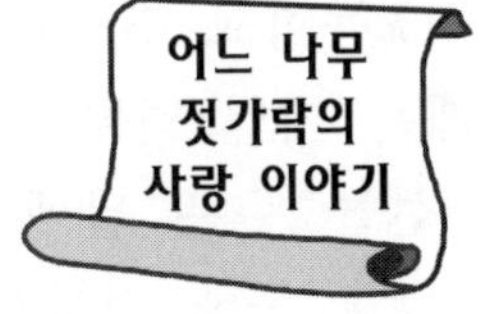

처음에 나와 그녀는 하나였다. 그러다 우리는 둘로 나뉘었다. 그럴 수밖에 없는 운명이었다. 우리는 본의 아니게 자꾸 몸이 부딪치기도 했다. 그녀를 다시 만난 건 자장면 속에서였다. 헤어진 지 오래지 않아서였다. 반가웠다. 그녀와 나는 자장면 그릇 속에서 데이트를 즐겼다. 둘의 몸은 약간 검게 젖었다. 그래도 우리는 즐겁고 행복했다. 그러나 그것도 한 순간 그녀가 바닥으로 떨어지면서 나도 같이 쓰레기통으로 내 던져지는 신세가 되었다. 비록 몸은 만신창이가 되었지만 그래도 우리는 함께 할 수 있었다. 그러나 서로의 모습을 보면서 만남이 기쁨을 맛보는 것도 그리 길지 않았다. 이내 여러 가지 쓰레기들에 묻혀 버렸다. 우리는 다시 영영 만날 수 없었다. 함께 있었을 때 더욱 그녀를 사랑해 줄 것인데 하고 후회해 보았으나 나는 더 이상 어찌 할 수 없었다.

4 짝사랑

남자 친구나 여자 친구를 좋아하게 되고, 가만히 있으면 가슴이 터질 것 같아 누구에게 이런 사실을 털어놓고 싶을 때가 있다. 좋아하고 막연히 사랑하는 사람이 생기면 그 사람을 생각하기만 해도 가슴이 두근거리고 또 만나고 싶어진다. 때론 불안해지기도 하고 염려되기도 한다. 좋아하는 이성 친구에게 다른 친구가 가까이 하고 있다면 더욱 불안을 느끼고 질투심마저 생긴다. 그러나 좋아하면서도 벙어리 냉가슴 앓을 수도 있으나 좋아한다는 감정을 표현했을 때 상대방은 거들떠보지도 않는다. 그래도 여전히 좋다. 사랑의 열병을 앓게 된다.

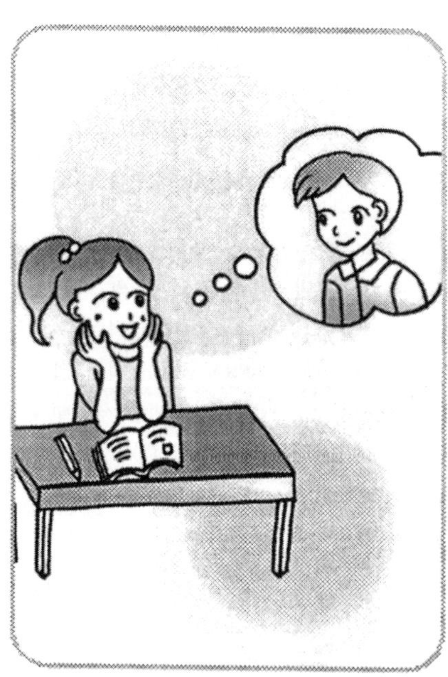

최근 초등학교 5~6학년들에게는 매월 하루씩 정해진 선물 주는 날에 다른 학생을 통해 선물까지 전달하지만 대답도 없고 반응도 없다고 한다. 이런 경우는 여학생들에게 흔히 있는 일이며, 남자 친구의 생일날 초대받았을 때의 기쁨도 있으나 반대로 좌절도 있다. 짝사랑의 아픔은 더욱 크며 때로는 우울증을 비롯한 정신질환도 동반될 수 있다. 이런 과정을 통해 더 성숙해져 간다.

여러 가지를 조사한 보고에 의하면 초등학교 6학년 경에서부터 중학교 1, 2학년 학생들의 가장 큰 관심사 중의 하나는 이성교제라고 한다. 이성에 대해 강한 호기심과 관심을 지니고 있지만 어떻게 해야 하는지 그 방법을 잘 모르고 있다. 그래서 혼란을 겪으며 실제로 행동에 서투르고 반대의 행동을 나타내기도 한다. 또한 이시기에 가수나 탤런트, 영화배우 등을 사모하여 열정적으로 사랑하게 된다.

그리스 신화에 나오는 사랑의 신(eros, 로마에서는 cupid)은 활과 화살을 가진, 장난기 많은 연애의 신으로 알려져 있다. 그의 황금의 화살(큐우핏의 화살)을 맞은 자는 격렬한 사랑을 느끼고, 납으로 된 화살을 맞은 자는 사랑을 싫어하고 미워하는 마음을 가지게 된다고 한다. 큐우핏의 화살을 맞아 짝사랑으로 고통을 받는 경우 그 치료 방법은 무엇일까?

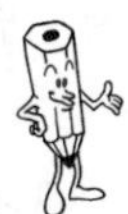

도우미

1. **짝사랑**이란 남녀 사이에서 한 쪽은 사랑하지 않는데 다른 한편만이 혼자 사랑하는 것이다.
2. **큐우핏**은 로마 신화에 나오는 연애를 중매하는 신이다. 빈스의 아들로 흔히 날개 돋힌 벌거숭이 아름다운 소년이 활과 화살을 가지고 있는 모습으로 그려진다. 그가 쏘는 화살에 맞은 사람은 누구나 사랑에 빠진다고 한다. 그리스 신화의 에로스(eros)에 해당된다.
3. **베를리오즈의 〈환상교향곡〉**은 베를리오즈가 짝사랑하던 스미드슨 여인에게 구애해도 눈깜짝하지 않았던 사연이 있

> 다. 고민 끝에 불타는 마음을 담아 곡을 완성하였는데 전
> 5악장을 듣고 난 후 콧대 높은 스미드슨이 먼저 프로포즈
> 를 하였다고 전해진다.
> 4. **첫사랑과 짝사랑**이 이루어지지 않는 아픔으로 더욱 잊혀
> 지지 않는 것을 '자이가르닉 효과'라고 한다.

5 키스

만화나 책, 텔레비전이나 영화에서 남녀간에 키스(kiss)하
는 모습을 많이 보아왔다. 사랑하는 사람들 사이에는 사랑
의 표현으로 키스를 한다. 사람만이 도톰한 입술을 가졌는
데 입술은 동적인 아름다움을 보여준다.

키스란 '입맞춤', '뽀뽀'라고도 한다. 키스는 입술로 상대
방에게 나의 존경, 우정과 애정을 나타낸다. 또는 인사로
하기도 하고, 친밀도를 표현하는 것을 말한다. 유아 시절에
부모와 주위 어른들에게서 사랑을 받아 키스를 많이 받았
었고, 또 키스를 해 주면서 성장해 왔다.

키스에는 인사로 하는 의례적인 것과 이성간의 키스가
있다. 키스의 기원은 여러 가지 설이 있다. 그릇이 없는 시
대에 어머니가 어린아이에게 입으로 물(또는 밥)을 먹여준
데서, 모성애의 발로로서, 성적 충동으로 서로 깨무는 일
등에서 유래되었다고 한다.

미국이나 서구 유럽에서는 키스를 일상적인 인사로 나누
기도 한다. 한편 에스키모인이나 폴리네시아인, 랩란드인들
은 코를 비벼 키스를 대신하기도 한다. 실제로 뉴질랜드

북섬에 있는 마오리족들이 사는 곳에 관광을 가면 추장이 나와 환영하는 인사로 코를 비빈다. 그러나 연인이나 부부 사이에는 사랑의 표현으로 성애의 키스가 이루어진다.

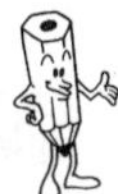

도우미

1. 키스로 인사할 때 프랑스인은 왼, 오른뺨에 두 번, 스칸디나비아인은 볼에 한 번, 벨기에나 네덜란드인은 볼에 세 번 이상, 영국인들은 모조 키스를 한다.
2. 부부 사이에 **분위기 있는 키스**를 자주 하면 심장박동, 맥박, 혈압의 상승 효과로 췌장의 인슐린 분비, 부신의 아드레날린을 배출하게 하여 진통제 역할을 한다. 또한 혈액 속의 백혈구를 활성화시켜 발병 기회를 방지한다. 그래서 5년 더 장수하는 것으로 알려졌다.
3. **키스에 숨은 뜻**
   입술 : 주로 남녀간의 애정 표시, 동성간의 경우는 인간적인 애정의 표시
   손등 : 상대, 특히 여성의 경우는 존경을 나타냄
   이마 : 우정의 뜻, 아버지가 자식에게 할 경우는 사랑의 뜻
   볼 : 상대에 대한 두터운 마음의 표시
   손바닥 : 상대방에 간절한 애원의 뜻이 숨겨져 있다.

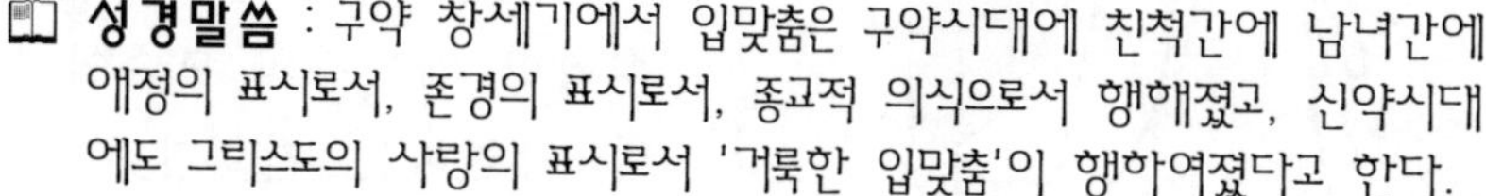

성경말씀 : 구약 창세기에서 입맞춤은 구약시대에 친척간에 남녀간에 애정의 표시로서, 존경의 표시로서, 종교적 의식으로서 행해졌고, 신약시대에도 그리스도의 사랑의 표시로서 '거룩한 입맞춤'이 행하여졌다고 한다.

6 결혼

사랑이란 어떤 경우에도 사랑하는 사람과 함께 하겠다는 상대방에 대한 따뜻한 마음이며 확고한 의지이다. 사랑하거나 반대로 사랑을 받게 되면 마음이 안정되고, 만족스러우며 행복감을 느낀다. 부모는 개성과 성장과정이 다름에도 서로 만나 사랑을 나누고, 일생 동안의 반려자로 약속하면서 결혼을 하고 한 가정을 이룬다.

인생의 만남 중에 가장 중요한 것이 배우자와의 만남이다. 연애는 환상이고 결혼은 현실이다. 최근 독신으로 살아가고 있는 사람들이 많아지고 있음은 바람직한 현상이라고 할 수 없다.

인생에서는 가장 중요한 3가지 선택이 있는데 인생관(가치관)의 선택, 배우자 선택, 직업 선택을 말한다. 배우자 선택은 행복 선택이라고 할만큼 중요한 일이다.

우선 이성 친구가 생기면 자연히 데이트를 하게 된다. 데이트는 사회생활을 배우는데, 인격 도야에도 도움이 되며 배우자 선택에도 도움을 줄 수 있다. 지금 만나고 있는 사람이 '내 인생의 전부'라고 생각하지 말아야 한다. 더 나아가 데이트는 상대방이 내게 적합한 배우자의 모습인지를 확인하는 기회가 되도록 하며, 이성과 만남으로

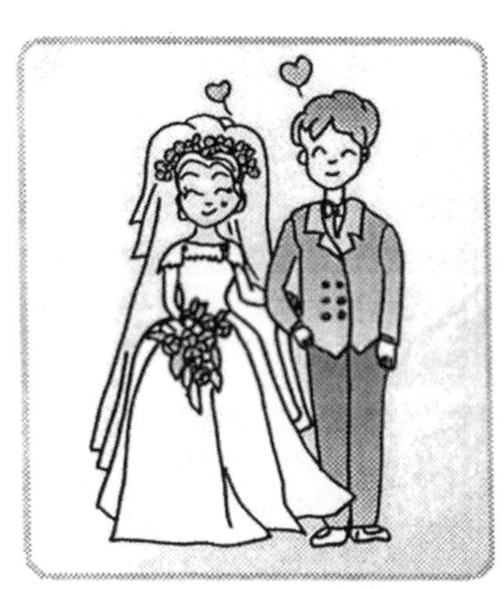

내 자신의 모습도 새롭게 가꾸어 가
도록 한다. 주고 받는 관계를 통하
여 섬김과 사랑의 삶을 서로 배우며
정신적·영적 성장에 도움이 되도록
한다. 또한 서로에게 즐거움과 편안
감을 주어야 하고, 이성간에 올바르
고 정감 있는 대화법도 배우는 기회
로 활용함이 바람직하다.

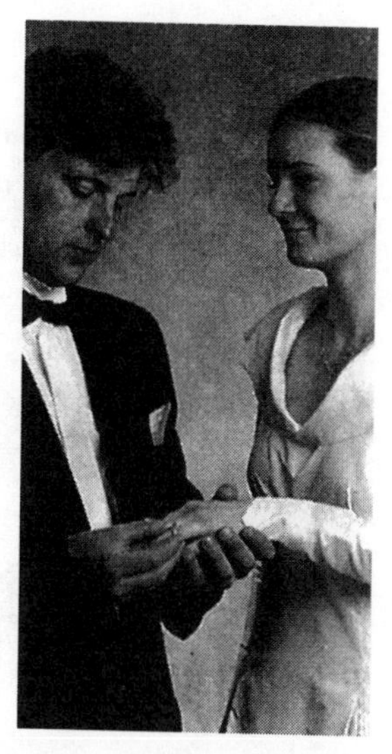

이러한 데이트 과정을 거친 후 배
우자 선택시 조건과 기준은 사람과
시대에 따라 다양하다. 신세대들의
배우자 선택의 기준은 여성의 경우
남성의 직업과 장래성을 중요시하며, 컴퓨터 관련직, 설계
사, 디자인 계통의 자유전문직을 선호한다. 남성의 경우는
여성의 미모와 성격, 맞벌이부부를 더 선호한다.

엄마와 아빠도 사랑이 무르익어 연애단계를 거쳐 결혼에
이르렀다. 흔히 결혼은 새장과 같다고 하는데 새장 안의
새는 밖으로 나오고자 하고, 새장 밖의 새는 새장 안으로
들어가고자 애를 쓴다.

결혼은 사랑의 공유 및 완성이자 성숙함을 나타내며 자
연 순리의 현상이다. 결혼을 하고자 하면 우선 결혼 날짜
를 정하고, 여러 가지 예식 준비, 살림집 장만, 가구 구입,
신혼 여행 준비 등을 서로 의논하면서 준비하고 추진한다.

최근 신세대들은 연하 남자와 연상의 여자를 배우자로
선택하며, 연애 결혼보다 과학적이고 믿을 수 있는 자료를
토대로 분석하는 전문 중매 기관을 통하여 중매 결혼하는
경향도 늘어나고 있다.

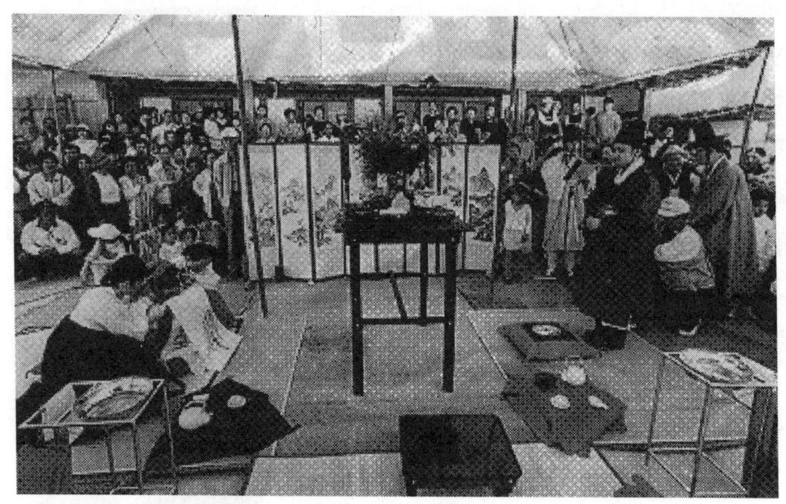

전통 결혼식

　결혼식은 가족과 친지들 그리고 축하객들 앞에서 "사랑으로 한 가정을 꾸리고, 남편과 아내로서의 역할을 잘 수행하며, 양가 부모님께 효도하면서 행복하게 살아가겠다."는 서약과 선언을 하는 것이다. 그리고 모든 사람들이 그들의 앞날을 진심으로 축하해 준다. 결혼식을 올리고 결혼 사실을 신고하면 법적으로나 사회적으로 부부관계를 인정받게 된다.

　부부는 자녀를 낳아 기르게 되는데 이것은 부부간의 사랑의 결실로서 가장 큰 열매이자 축복이다. 그리고 한 가정의 남편과 아내로서 행복하게 살아가게 된다.

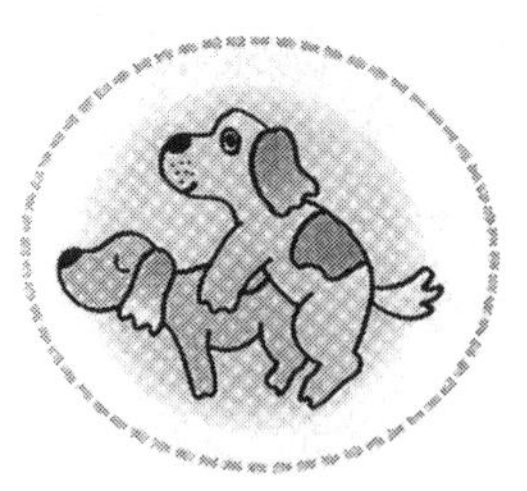

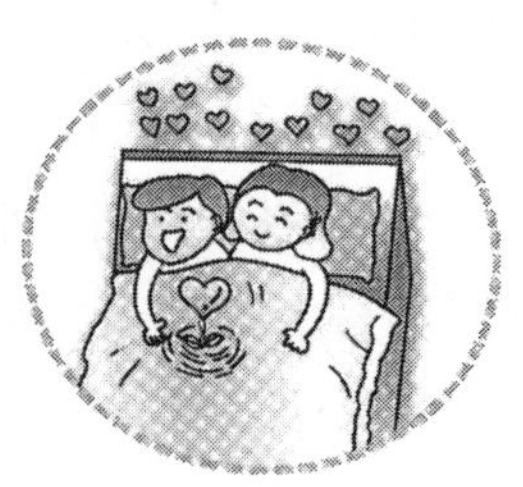

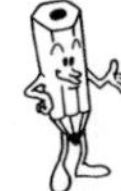 # 도우미

1. **데이트 기간에 고려하고 주의해야 할 일들**은 건전한 생각과 행동을 하는 사람을 데이트 대상자로 정한다. 양가 부모에게 알려야 한다. 상대방에 대한 구체적 기준을 세워서 맞춰 보아야 하며, 동의와 거절을 분명하게 표현해야 한다. 애무나 음담패설보다 서로간의 발전성 있는 대화와 만남이 되도록 하고, 헤어질 때는 최대한 상처를 입지 말고 헤어질 것을 권하고 있다.

2. **남녀간의 애정 지속기간**에서 가슴뛰는 사랑의 기간은 18개월~30개월 정도이고, 그 이후는 헤어지거나 애정이 습관으로 변질된다. 애정은 대뇌변연계에서 분비되는 도파민(dopamin, 호감을 느끼는 시기), 페닐에틸라민(PEA)과 옥시토신(oxytocin, 가슴 뛰는 사랑의 시기) 등 화학물질로 이루어진다. 아이 출산 후는 생성되지 않는다. 남성이 여성에 비해 쉽사리 사랑에 빠진다. 대부분의 남녀관계는 여성이 먼저 이별 선언을 하는데 여성이 화학물질 생성이 남성에 비해 느리기 때문이다. 그 후 엔돌핀(endorphin, 상대방을 소중히 여기는 시기) 등이 분비된다.

3. **배우자 선택의 조건**
   1) 한국의 기성세대는 성격, 학벌, 외모, 가문, 장래성, 직업, 건강, 종교, 나이, 인생관 등
   2) 미국의 경우는 정직성, 지능, 외모, 가치관, 유머, 인내성, 관용성, 친절성, 직업, 재산 등
   3) 일본의 경우는 종전에 남편감 고를 때에는 3고로 고학력(대졸 이상), 고봉급(연 3천 5백달러 이상), 고신장(키 170cm이상) 등이었으나 최근에는 여성들이 3C 즉 적당한 월급(comfortable), 서로 이해할 수 있을 것(communicative)과 가사에 충실할 것(coorperative)을 원하고 있다.

4. **21세기 배우자의 선택기준**
   최근 어떤 결혼 정보 회사의 조사에 의하면 우리 나라 5대

도시 남녀 고교생 1천 5백명의 10대 남녀 5명 중 3명이 이상적인 배우자를 선택할 때 성격을 가장 중요하게 생각하는 것으로 나타났다. 남성은 밝고 쾌활한 여성을, 여성은 사려 깊고 과묵한 남성을 선호하는 상반된 태도를 보였다. 그 다음으로 남학생은 외모, 가정환경, 직업의 순이었고, 여학생은 직업, 학력, 외모의 순으로 나타났다. 배우자의 직업은 남학생의 경우 일반 관리직, 연예인, 공무원, 컴퓨터 관련 직업을, 여학생의 경우는 컴퓨터 관련직, 연예인, 의료인, 법조인 등으로 나타나 N세대답게 남녀 모두 컴퓨터 관련직과 연예인이 인기가 높았다.

5. **결혼**은 남성과 여성이 정식으로 부부관계를 맺는 일이다. 부부가 되어서 함께 살기를 약속하고 선언하는 것이다. 결혼함으로써 법적인 부부가 된다. 결혼 연령은 민법상 남성은 만 18세, 여성은 만 16세가 되면 결혼할 수 있다.

6. **결혼의 효과**는 신분 취득과 호적 변동, 미성년자는 성인으로 인정, 부부간에 동거, 부양, 협조 및 정조의 의무와 재산의 소유 및 관리 등도 할 수 있게 된다.

7. **독신**은 결혼을 하지 않고 혼자 사는 것을 말한다. 즉 배우자가 없는 사람으로 자의적인 경우와 불가피적인 경우가 있다. 독신은 부모에 대한 불효이자 반사회적 행동이며, 하나님의 창조 원리와 자연의 순리에 대한 거역이다. 그 원인은 개인주의 성향, 가부장적 가족주의에 대한 반발, 여성의 경제적 자립 및 의식화, 적령기 남녀의 성비 불균형, 이혼 기피, 동성애의 추구, 개인적인 이유 등을 들 수 있다.

7 이혼

결혼한 부부는 서로 사랑하며 자녀를 낳아 잘 키우면서 행복하게 살 것을 다짐한다. 또 새로운 시가와 처가의 가족관계를 잘 유지시키면서 효도하고 형제간에 우애하고자 노력한다. 과거에는 한번 결혼하면 좋든 싫든 어떤 환경과 상황 아래에서도 '검은 머리가 파뿌리가 될 때까지' 함께 살아가는 것을 당연하게 생각했다.

그러나 세상은 너무 빨리 변하고 있다. 이혼을 굳이 피하려고 하지 않는다. 잘못된 만남이라는 생각이 들면 곧바로 청산하려고 한다. 과거의 이혼남, 이혼녀라는 이름이 마치 인생의 실패자인 것처럼 생각했던 것에 비하면 이제는 크게 문제가 되지 않는다는 점이다. 남편의 폭력이나 외도가 이혼 사유의 대부분을 차지했던 것과는 다르게 지금은 사소한 이유로 이혼을 생각하고, 성격 차이를 스스럼없이 이야기하면서 여성들이 이혼하겠다고 나서는 경우가 많아졌다.

부부는 서로가 노력하면서 극복해야 할 갈등을 가지게 마련이다. 오히려 갈등이 없다는 것이 이상한 일이다. 성별이 다르고 태어나고 성장한 환경이 다르기 때문이다. 즉 성격이나 성품, 습관과 기질 차이, 가치관의 차이, 상대방의 독단과 독선, 취미 등 개인이 원래 가지고 있는 특성과 성생활의 부조화, 배우자의 부정이나 외도 등 여러 가지가 있을 수 있다.

결혼하기 전 연애시절에는 남녀 모두가 '내 남편, 내 아내가 최고'라는 생각에서 인생의 동반자로 결정했고, 어떤 상황이 닥쳐도 극복하고 행복하게 살자는 다짐이 있었다. 갈등이 생겼을 때에도 본인들의 판단하고 결정한 일이기에 책임있는 해결 노력이 필요하다. 남편과 아내의 특성과 차이를 인정하며, 배우자에 대한 이해와 용서하는 마음이 중요하다. 갈등 그 자체가 문제가 아니라 대화의 부족, 해결하지 않는 자세가 더 문제이다.

최근 우리 나라의 경우도 해마다 이혼율이 계속 증가하고

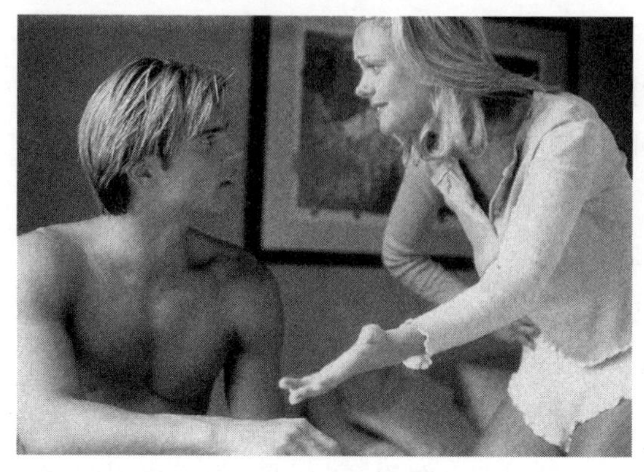

있어 심각한 사회적인 문제가 되고 있다. 5년 미만 동거 부부의 이혼 비율이 가장 높게 나타났는데 이혼 사유는 부부 불화(77%), 경제적 문제(7%), 가족간 불화(3%)의 순으로 나타났다. 이러한 이혼 증가 추세는 여성들의 고등교육과 취업의 기회 확대로 인한 의식의 변화와 경제력의 향상 등 사회적 여건의 변화에도 원인이 있다.

또한 법적인 이혼의 경우에도 전통적인 가족 공동체의 유지보다도 가족 구성원 개개인의 애정과 행복을 중시하는 쪽으로 판결이 바뀌어 가고 있는 추세이다.

어쨌든 부부가 이혼함으로써 나타나는 가정의 붕괴 현상은 자녀 양육과 재산 분할의 경제적인 문제 등 여러 가지 문제가 수반될 수 있다. 특히 감수성이 예민한 성장기의 자녀들에게는 불행한 일이며, 그 부작용은 심각한 수준에 이르고 있다.

부부는 서로 동거하면서 협조하고, 가족을 부양해야 할 의무도 있다. 아울러 무너진 옛 가정 윤리를 대신할 합리적이고 현대적인 새로운 가족, 가정에 대한 패러다임을 만들어 공유하는 것이 무엇보다 중요한 일이다.

가정은 사회의 가장 기본 단위이다. 무엇보다 가정이 건강해야 자녀들도 건강하고, 올바르게 자랄 수 있다. 따라서 사회도 건강해지며 국가도 부강해진다. 부부는 결혼 후에 장점과 단점을 보는 두 눈 중에서 단점의 눈은 감음으로써 단란하고 평화로우며 행복한 가정을 꾸려나갈 수 있도록 노력해야 할 것이다.

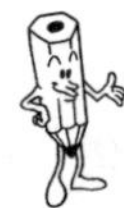 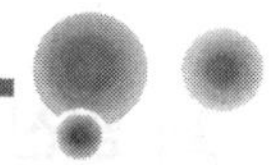

도우미

1. 최근 서울시 조사에 의하면 하루 3쌍의 부부가 결혼하고 1쌍이 이혼한 것으로 나타났다. 또한 통계청 발표에 의하면 연령별로는 남자가 40대 전반(40~44세)과 여자 30대 후반(35~39세)의 이혼율이 가장 높고, 황혼 이혼이 갈수록 증가하고 있다. 이혼 사유는 부부불화 76.9%, 경제문제 7.1%, 가족간 불화 3.2%, 건강문제 0.9% 순으로 나타났다.

2. **양육권과 친권**은 1991년 1월 1일부터 개정 시행된 민법 제 837조에서는 이혼시 자녀의 양육 및 친권 행사에 관하여 이혼 당사자에게 동등한 권리를 부여하였다.

3. 최근 보고에 의하면 **이혼 남녀의 평균 수명**은 배우자가 있는 남녀보다 8~10년 짧은 것으로 조사되었다. 그 원인은 사별자나 이혼자의 경우 심리적 갈등을 해소할 기회가 적기 때문이라고 한다.

제13장 임신과 피임

1 임신

결혼한 부부는 결혼하기 전에 제한되었던 사랑의 모든 표현이 공식적으로 인정된다. 사랑에 더 자유로워지며 성적 욕구의 충족도 이루어진다 사랑하는 부부가 성교를 할 경우 남성의 음경에서 정액이 3~5㎖ 나와 2~3억 마리의 정자가 질에서부터 자궁을 거쳐 난자와의 만남을 위하여 최대 생존의 질주를 한다. 난자와 정자 1마리가 수정이 되어 자궁벽에 착상하게 된다고 하였다.

임신에 관한 자세한 내용은 이미 앞에서 자세히 배웠다.

임신이 확인되면 누구에게나 실시하는 기본 검사로 임신 초기에 실시하는 것이 좋다. 혈액검사와 소변검사, 초음파 검사 등이 있다.

혈액형 검사는 ABO식 검사와 RH식 검사를 모두 실시한다. RH+인 산모의 경우 큰 문제가 없지만 산모가 RH-이고 남편이 RH+이며 태아가 RH+인 경우에는 문제가 된다. 모체에 RH+ 항체가 생기면 혈액형 부적합을 일으키고 태아가 심한 황달을 일으키기 때문이다. 혈액형 검사는 위급한 상황이 발생해 갑자기 수혈을 해야 할 때를 대비하기 위해서도 필수적이다.

소변검사는 임신이 확인되기 때문에 혈액검사와 함께 실시해야 한다. 소변에 당뇨나 단백뇨가 나오는지, 요도감염이나 방광염은 없는지 검사한다.

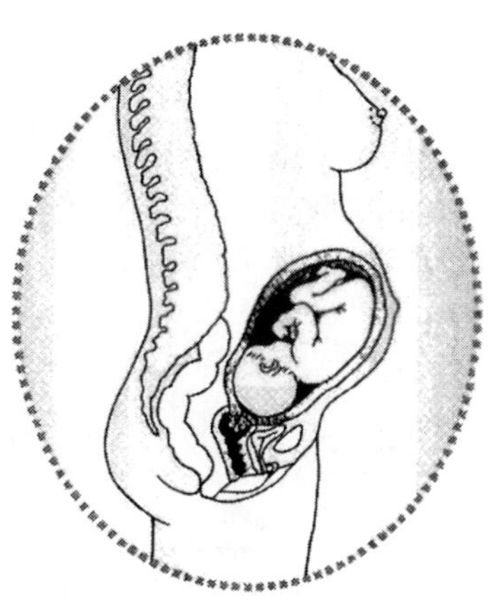

초음파 검사는 X선 검사처럼 기형의 염려가 없으면서 임신확인은 물론이고 태아의 이상을 발견하는데도 효과적이라 널리 애용되고 있다. 초음파로 알아보는 임신 초기의 진단 내용은 태낭의 위치와 수, 태아의 크기를 통한 출산예정일 추정, 태아의 심장박동 등이다. 태낭은 자궁 안에 있어야 정상이고 보통의 경우 하나다.

임신 중기의 임산부가 목욕할 때는 열탕에 들어가는 것보다 샤워를 자주하는 것이 좋다. 또한 고혈압, 당뇨, 부종 등을 동반하는 임신중독 환자의 경우는 두통, 호흡곤란, 우측 상복부의 통증 등이 발생시 특히 조심해야 한다.

임신은 새 생명의 탄생을 의미하므로 축하받을 일이지만 임산부에게 육체적·정신적으로 큰 부담을 준다. 따라서 스스로를 돌보면서 활동과 휴식의 균형을 취하는 것이 중요한 일이다.

정상적인 임신과 다르게 비정상적인 임신을 자궁외 임신(extrauterine pregnancy)이라고 한다.

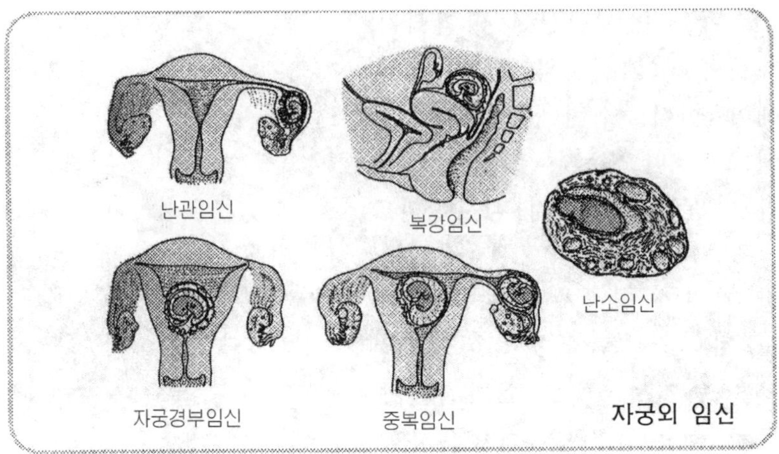

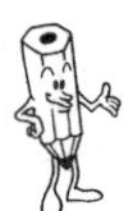 **도우미**

1. 임신 시기별 검사

1) 첫 방문시 : 혈액검사(풍진항원항체 검사, 매독혈청 검사, B형간염 선별검사, 혈액형 검사), 소변검사, 자궁경부 세포진검사 등

2) 8~18주 : 초음파검사, 양수천자, 융모막 융모 생검, 모체혈청 알파-태아단백 검사 등

3) 26~28주 : 임신성 당뇨검사, 빈혈검사, 이상 적혈구항체 검사 등

4) 32~36주 : 초음파 검사, 혈색소, 적혈구 용적률 검사, 성병검사 등

5) 36~40주 ; 비수축검사 등을 실시하는 것이 좋다.

2. 자궁외 임신은 '이소임신'이라고도 한다. 자궁 외에 임신하는 난관임신, 복강임신, 난소임신, 자궁경부임신 등과 자궁 내와 자궁외 임신이 일어나는 중복임신도 있다.

3. **휴대전화의 전자파**는 임신한 지 3개월 이상인 태아와 임산부, 어린이의 경우 전자파에 민감해 장시간 노출되는 것은 위험하다고 한다. 휴대전화에서 발생하는 전자파가 기억상실, 치매의 일종인 알츠하이머병, 암 등을 유발시킬 것으로 보도되고 있다.

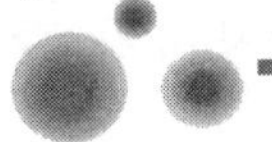

2 피임법

피임(contraception, 수태조절 birth control)이란 인위적으로 원하지 않는 임신을 피하는 것이다.

피임방법을 선택하는데 고려되어야 할 점은

(1) 피임방법은 효과가 확실해야 한다

(2) 부작용과 합병증이 없어야 하고, 성생활에 지장을 주지 않아야 한다.

(3) 간편하게 이용하고 부자연스럽지 않아야 한다.

(4) 피임의 효과는 일시적이고 원할 때면 언제라도 임신이 가능해야 한다.

(5) 피임에 실패하여 임신되었다 하더라도 태아에게 해가 없어야 한다.

(6) 값이 싸고 쉽게 구입할 수 있어야 한다.

현재로서 이러한 사항을 완전히 충족시킬 수 있는 피임방법은 없다. 여러 가지 피임 방법들이 있으나 자신에게 알맞는 방법을 선택하는 것이 중요하다. 몇 가지를 골라 소개해 본다.

1) 콘돔(condom) 사용법

남성들이 사용하는 피임법 중 가장 많이 사용하는 방법이다. 얇은 고무 주머니 모양인데 성교하기 전 발기된 음경에 끼우면 정액이 여성이 질로 들어갈 수 없게 된다. 피임 및 성병 예방도 될 수 있다. 쉽게 구하고 값이 싸며, 사용하기 간편하나 잘못하면 실패 가능성도 있다.

2) 피임용 격막(패서리, pessary)

여성에게 유연성이 강한 금속테에 얇은 고무막을 둘러 돔 모양의 구조로 자궁 입구를 막아 정자가 들어가는 것을 방지한다. 값이 싸고 부작용이 없어 오랫동안 반복 사용이 가능하다. 올바르게 사용하면 경구피임약 다음으로 확실한 피임법이다.

3) 경구 피임약(oral pill)

먹는 피임약으로 여성이 피임약을 복용하면 배란을 억제할 뿐 아니라 수정란이 자궁에 착상하는 것을 방해하여 피임이 된다. 이것은 사용하기에 간편하고 의사와 약사의 지시에 따라 복용하면 피임의 효과는 크지만 또한 부작용이 많다.

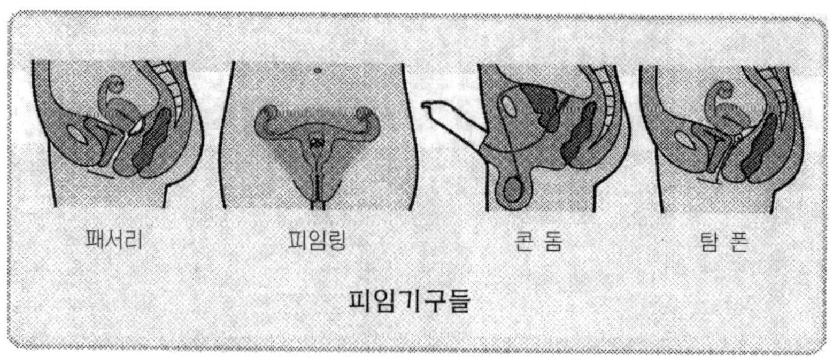

피임기구들

4) 월경주기법(오기노법 Ogino)

배란은 월경 주기의 길고 짧음과 관계없이 예정 월경 개시의 전날부터 계산하여 12~16일의 5일 동안 일어난다. 즉 임신가능 기간을 거꾸로 계산하여 12~19일째(8일간)이니 이 기간에 성교를 하지 않는 방법이다. 월경 주기가 항상 일정하지 않으면 안심할 방법은 아니다. 월경 주기에 따른 임신 가능 기간은 다음과 같다.

	↓19일전		↓12일전		↓기준일
월 경 일		임신가능 기간			다음 월경일

월경 주기에 따른 임신 가능 기간

월	일	월경주기	32일형	31일형	30일형	29일형	28일형	27일형	
4	1								
	2								
	3				최종월경				
	4								
	5								비교적 안정기
	6								
	7								
	8								
	9								
	10								
	11								
	12				정자 생존 기간				
	13								
	14								위험기(임신기)
	15								
	16								
	17				배란기				
	18								
	19								
	20								
	21								
	22								절대 안전기
	23								
	24								
	25								
	26								
	27								
	28								
	29								
	30								
5	1								
	2				예정월경				
	3								
	4								
	5								
	6								
	7								

수태조절(오기노식 월경주기법)

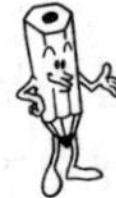 **도우미**

1. **경구 피임약**을 장시간 복용하였을 때 부작용은 구토, 메스꺼움, 위장장애, 출혈, 두통, 유방통, 비만, 심근경색, 자궁경부암 등의 부작용이 나타나기도 한다. 선진 외국에서는 부작용 때문에 피임약 사용이 금지되고 있다.

2. **이외의 피임법**
   1) 자연 피임법 : 성교 중단법(체외, 질외 사정법), 기초 체온법, 경부점액법 등,
   2) 기구를 이용한 피임법 : 자궁 내 삽입 장치(IUD, 피임링, 루프 loop), 여성용 콘돔(페미돔, femidom), 스폰지 탐폰법 등
   3) 화학적인 방법 : 질 세척법, 살정제 사용, 사후 피임약 등,
   4) 수술에 의한 영구피임법(남자-정관수술, 여자-난관 결찰 수술) 등이 있다.

3. **완벽한 피임법**은 없다. 피임에 실패할 경우는 임신이 되기 때문에 결혼 전의 무책임한 성교나 계획성 없는 임신은 꼭 피해야 한다.

3 인공 임신중절

임신에 대한 쥰비도 없이 불가피한 상황으로 임신이 되었다 하더라도 인위적으로 태아를 모체 밖으로 꺼내는 경우를 인공 임신중절(induced abortion, '인공유산', '낙태')이라고 한다. 이러한 인공 임신중절은 종교계 특히 기독교에서는 한 생명을 죽이는 살인 행위로 간주하여 적극 반대하고

있다. 그러나 미국의 경우 여성단체에서 '임신으로부터의 해방'을 부르짖으면서 찬성하는 등 찬반양론이 있다.

우생보호법의 규정을 따라 인공 임신중절을 시킬 수 있는 경우가 있다.

(1) 임신을 계속함으로써 모체 생명에 위험이 있는 경우
(2) 본인 또는 배우자에게 유전성 질환이 있는 경우
(3) 문둥병 질환이 있어서 자손에게 전염될 우려가 있는 경우
(4) 법률상 혼인할 수 없는 혈족(근친결혼) 또는 인척간에 임신된 경우
(5) 폭행이나 협박으로 강간을 당하여 임신이 된 경우 등이다.

그러나 이외에 원하지 않는 임신이라고 해서 유산시키는 것은 범법행위(낙태죄)이다. 임신이 의심될 경우에는 가급적 빨리 산부인과 의사의 진찰을 받아야 한다. 불가피한 상황으로 인공 임신중절을 받아야 할 경우라면 3개월 이전의 초기에 수술을 받는 것이 신체적인 위험 부담이 적고 바람직하다.

인공 임신중절 수술은 후유증과 합병증을 유발시키는 경우가 많다. 인공 임신중절은 몸과 마음에 지울 수 없는 상처를 주기 때문에 계획성 있는 임신과 남녀 모두의 이해와 협력이 필요하다. 가족과 주위의 축복 속에 아기

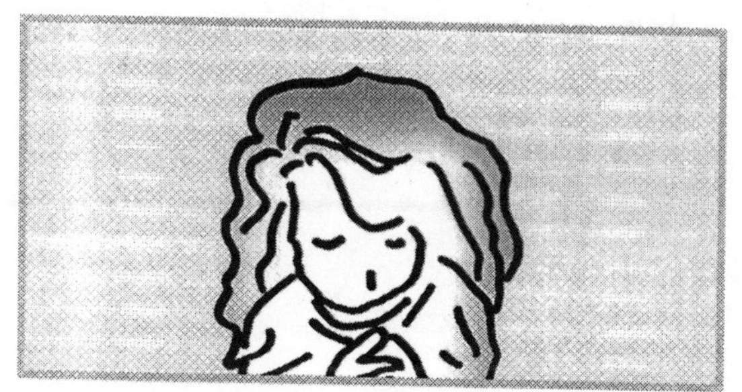

를 낳아 양육할 수 없는 경우의 성교 행위는 신중하고 또 신중해야 할 것이다.

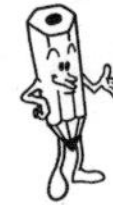 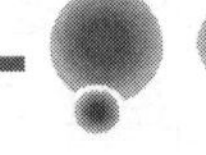 **도우미**

1. 인공 임신중절 수술 방법
  1) 임신 초기(3개월 이내) : 진공흡입법(흡인기 사용, 가장 안전), 확장 소파술(긁어내는 방법), 라미나리아법 등,
  2) 임신 중기(4~7개월) : 자궁 수축 유발법, 제왕절개 수술 등이 있다.

2. 생명의 존귀함과 경외감을 가져야 하며 낙태의 부작용과 후유증을 확실히 인지하여 원하지 않는 임신을 예방하여야 한다.

3. 낙태의 후유증으로는 자궁경부 열상, 출혈, 조산, 유산(습관성 유산), 자궁외 임신, 자궁천공 및 골반 염증 등이 있다. 낙태 후 여성들은 죄책감, 성적 장애, 다음 임신에 대한 두려움 등의 정서적 후유증도 겪게 된다. 또한 부작용은 하복통, 요통, 월경불순과 곤란 등도 있다.

4. 단 한 차례뿐만 아니라 여러 차례의 낙태의 후유증으로 인하여 실제로 임신하고자 할 경우에 **영구 불임**으로 임신을 못하는 불행의 원인이 될 수도 있다.

5. 낙태죄는 법적으로 허용된 경우 이외에 태아를 분만기에 앞서 인위적으로 모체 내에서 죽이거나 또는 조산시켜, 태아의 생명을 해침으로써 성립하는 죄를 말한다.

제14장 성병과 에이즈

1 성병의 증상과 치료

성병(VD, veneral disease)은 주로 불순한 성교에 의해 감염되고, 성기에 침범하여 초기 증세를 일으키게 하는 병이다. 성병환자와 키스나 성교에 의해 전염되므로 누구나 걸릴 수 있다. 종전의 임질, 연성하감, 매독 외에 서혜림프 육아종을 제4성병으로 포함시켰다. 최근에는 에이즈(AIDS)도 포함시킨다. 어떤 성병이든지 예방이 제일 중요하며, 조기에 발견, 치료하여야 한다.

1) 임질

임질(임균성 요도염, gonorrhea)은 임질균의 감염에 의하여 일어나는데 전 세계적으로 가장 흔한 성병이다.

(1) 전염은 키스, 성교, 오럴섹스(구강성교, oral sex), 항문성교(anal sex) 등에 의해 전염된다.

(2) 증상으로는 균이 들어오면 2~10일 후 요도에 약간의 가려움증과 소변볼 때 통증이 있다. 소변이 자주 마려우며, 노란색 고름이 요도에서 나오면서 피가 섞여 나오는 증상을 보인다. 남녀 모두 치료하지 않을 때 불임의 원인이 되기도 한다.

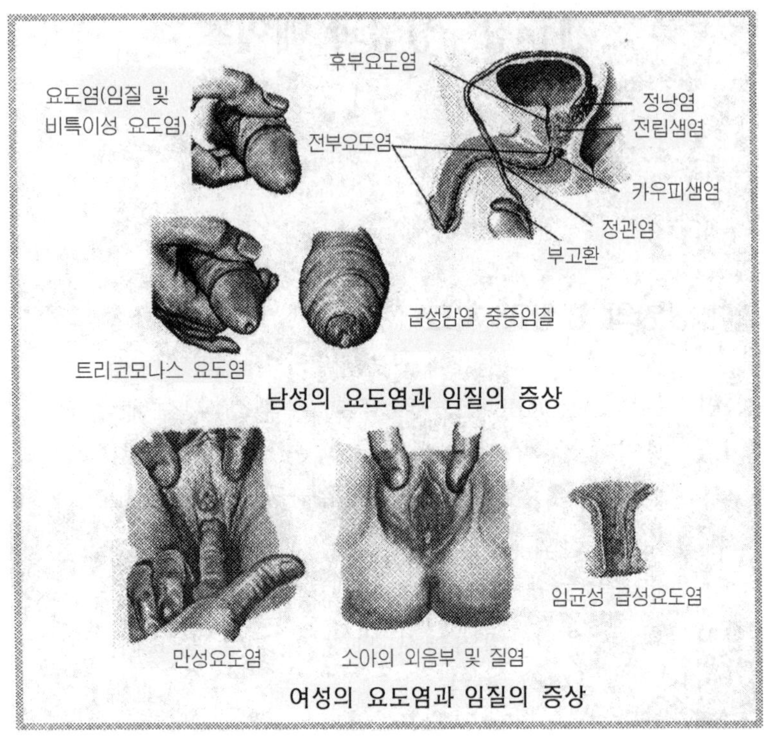

남성의 요도염과 임질의 증상

여성의 요도염과 임질의 증상

　　남성은 요도가 곪는 것이 대부분으로 요도구가 붓고 고름이 나온다. 여성의 경우는 임질환자인 남성과의 성교에 의해 직접 감염된다. 먼저 질부에 감염되고, 2차적으로 요도감염이 된다. 요도에 침범하면 방광염을 일으키기 쉽고, 소변을 자주 보며 소변 볼 때 통증이 심해진다.

(3) 치료는 페니실린 등의 항생제를 사용하나 최근에는 제3세대 항균제를 조기에 주사하면 치유할 수 있다.

2) 매독

(1) 매독(syphilis)의 전염 경로를 보면 매독균을 가진 사람과의 키스나 성교, 드물게는 수혈, 의복 등에 의해 감염된다. 또는 모체에서 태아에게 감염(선천성 매독)되기도 한다 감염된 후 경과함에 따라 제 1기, 2기, 잠복매독, 3기, 선천성 매독으로 나뉜다.

(2) 증상

① 제1기 : 감염 후 3주 간이 지나면 성기에 완두콩 크기의 응어리가 생긴다. 표면에 궤양이 생기고(경성하감) 통증이 없는 가래톳(림프절 부음)이 생긴다. 특별한 치료 없이도 3~4주 후에 저절로 없어진다. 완치된 것으로 착각하는데 이 시기에 치료를 시작하는 것이 바람직하다.

② 제2기 : 감염 후 약 3개월이 지나면 두통, 미열, 관절통, 권태감 등의 전신 증세가 나타나며, 제2기 매독진이 생긴다. 방치해 두면 저절로 사라지지만 약 3년간은 반복하여 재발한다.

③ 잠복매독 : 증상이 사라진 후 다시 증상이 나타날

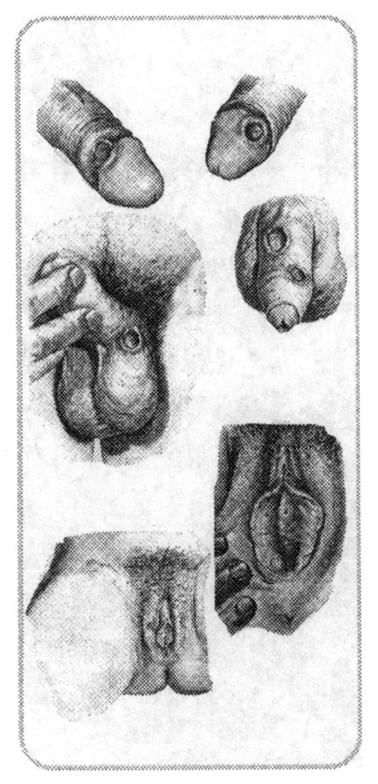

남녀의 매독증상

때까지의 증상이 나타나지 않는 시기를 말한다.

④ 제3기 : 감염 후 3년이 지나면 나타나는데 누에콩 크기의 결절이 생기고 점차 궤양이 생겨 커진다. 고무같은 느낌의 고무종이 온몸에 생기고 혈관, 심장, 뇌에도 매독균이 퍼져 목숨을 잃게 된다.

⑤ 변성 매독(제4기) : 감염 10년 후 뇌와 척수 등에 매독성 병변을 일으킨다. 마비성 치매가 포함된다.

⑥ 선천성 매독 : 임신 중 매독에 감염되면 태아가 10개월이 되기 전에 자궁 내에서 죽거나(유산), 사산, 기형아로 태어나기도 한다.

임신했을 때 매독검사가 꼭 필요하다.

(3) 진단과 치료 : 진단은 매독혈청 반응검사(정성, 정량 검사), 넬슨 테스트, 형광 트레포네마 항체 시험 등이 있다. 치료는 즉시 의사의 처방에 따라 치료를 해야 한다.

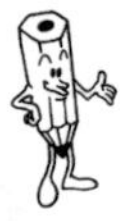

도우미

1. **성인질환(STD)**으로 비임균성 요도염, 음부포진, 첨규콘디로마, 트리코모나스증, 캔디다증, 전염성 연속종, 개선(옴), 사면발이도 성병에 포함시킨다.

2. **임질**에서 남성인 경우 치료하지 않고 방치할 때에 전, 후부 요도염, 전립선염, 부고환염, 관절염, 골막염, 귀두포피염, 방광염, 신우염, 요도협착 등으로 발전한다. 여성의 경우 자궁경관에 걸리면 대하가 많아지고, 방치하면 자궁내막염, 난관염, 자궁주위염, 난소염, 골반복막염으로 진행한다.

3. **변성 매독**은 감염된 지 수년 또는 수십년 후에 나타나서 신경계통을 침범하는 경우이다. '변태 매독'이라고도 하며 척수로, 마비성 치매 같은 것이 나타난다.

4. **연성하감**(chancroid, soft chancre)
   열대 및 제3세계 국가에 많이 발생하는 성병으로 헤모필루스(*Hemophilus*) 속의 감염에 의한 외음부의 궤양성 질환이다. 감염되면 부드럽고 울퉁불퉁한 궤양이 되어 심한 통증을 느끼고, 그 주위가 빨개지며 회색의 고름이 나온다. 보통 성교 후 일주일이면 나타난다. 치료에는 설폰아미드(sulfonamide) 제재가 흔히 사용된다.

2 에이즈(AIDS)

에이즈는 '후천성면역결핍증(acquired immune deficiency syndrome, AIDS)'의 약자이다. 21세기 흑사병이라고도 하는 에이즈는 지금 전 세계적으로 상당히 빠르게 전염되어 인류에게 최대의 공포를 안겨주고 있는 성병이다. 중앙아프리카의 야생 그린 원숭이에 있던 바이러스가 1970년 인체에 감염되었으며, 1981년 미국에서 처음 발견되었다.

에이즈를 일으키는 균(HIV, 인간면역결핍 바이러스)에 의하여 발생하며 지금까지 알려진 감염경로는 다음과 같다.

(1) 동성연애자나 무분별한 남녀 성을 상대로 비정상적인 성행위를 했을 때

(2) 에이즈 환자와 성교를 하였을 때

(3) 구강성교(oral sex)

(4) 침(타액)을 교환하는 진한 키스

(5) 건강 상태와 면역계의 약화를 가져오는 마약 사용자

(6) 수혈

(7) 에이즈 균을 가진 임산부가 분만할 때 태아가 감염되는 경우가 알려져 있다.

물론 에이즈 환자의 분비물로 혈액, 정액, 질분비물, 모유 등에도 다른 사람에게 전염시킬 만한 양의 바이러스를 가지고 있음을 명심해야 한다.

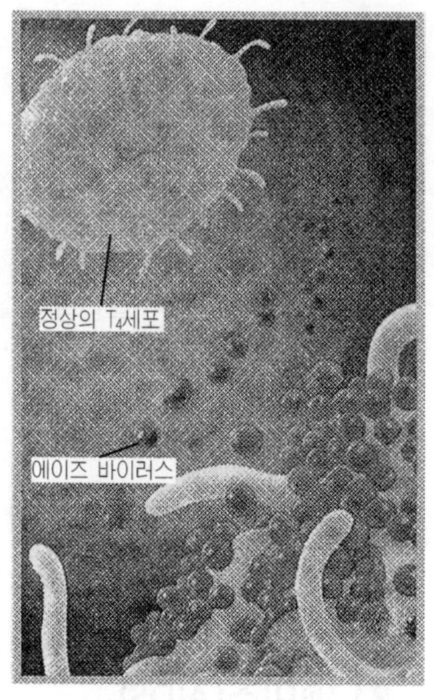

에이즈 바이러스에 감염된 T₄세포

잠복기는 증상이 없으며, 3~5년 심지어는 8년~10년까지도 보고되어 있다. 감염 후 2~4년내 사망한다. 감염 후 증상은 여러 가지가 있는데 사람마다 다르게 나타난다. 에이즈에 걸리면 지금까지는 예방약이나 치료 방법이 없어 완치하지 못한다. 콘돔 사용이 어느 정도 에이즈를 예방할 수 있으나 완전한 방법은 못된다. 일상적인 접촉으로는 감염되지 않으므로 균을 가진 사람과의 성적 접촉 금지를 비롯하여 감염경로를 잘 파악하여 예방하는 것만이 최선의 방법이자 가장 좋은 길이다.

종합적으로 성병의 예방을 위해서는 임질, 매독 및 에이즈 등의 성병 전반에 대하여 정확히 알고 예방하기 위한 노력이 필요하다.

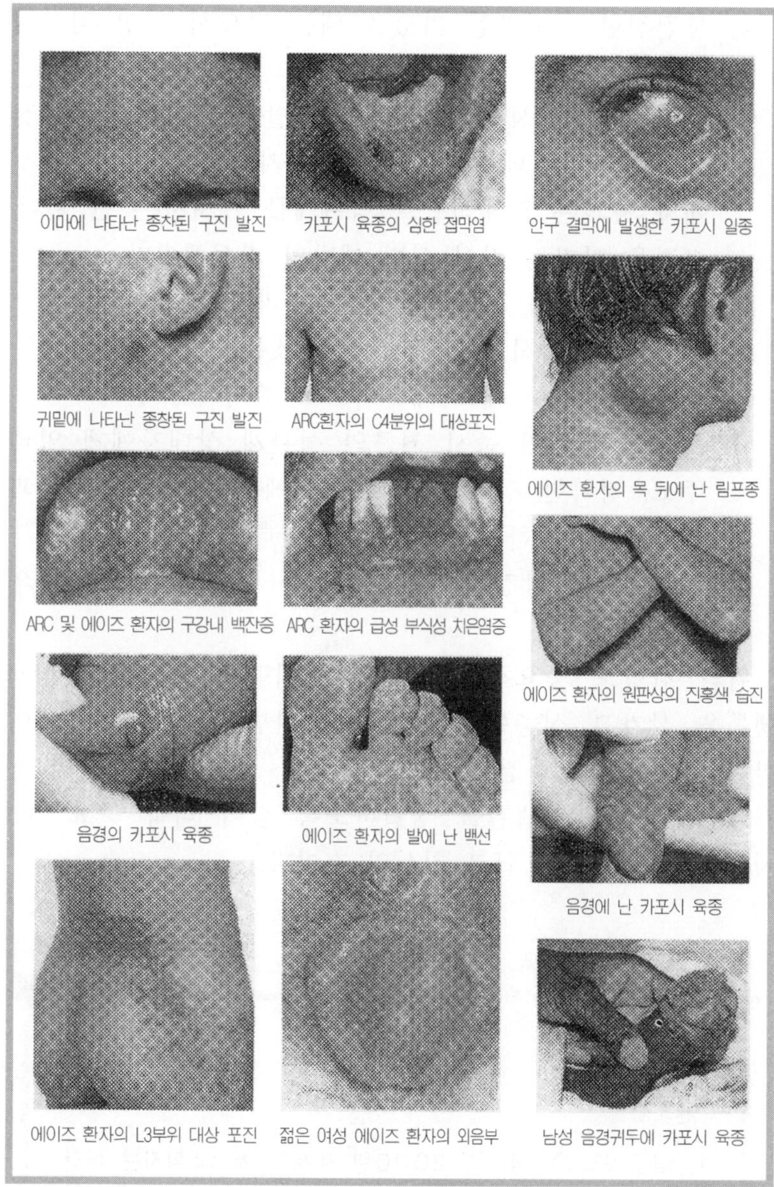

에이즈 감염환자의 다양한 증상들

(1) 불건전한 성관계를 가졌을 때는 반드시 성병 검사를 한다.

(2) 여러 사람과 성적 접촉을 하지 말아야 한다. 특히 잘 모르는 사람, 매춘이나 원조교제자, 마약사용자, 동성애자 등과는 절대적으로 성관계를 가져서는 안 된다. 순결을 지키는 것이 성병 예방의 최선책이다.

(3) 성병의 증세와 치료법을 정확히 파악한다.

(4) 항상 손과 생식기 등을 깨끗이 씻는 습관을 기른다.

(5) 성병은 완치 후에도 재발되므로 주의해야 한다.

(6) 성병에 걸리면 즉시 최근의 성관계 상대자에게 알려주고, 정확한 검사와 치료를 받게 한다. 다른 사람과의 성접촉을 하지 않도록 조처한다.

(7) 성폭행이나 강간 등 성적 피해를 당하지 않도록 주의한다.

위의 사항도 중요하나 무엇보다 쾌락과 불건전한 성적 행동을 삼가고 성충동의 올바른 전환법을 행동에 옮겨야 한다. 아울러 평소 건전하고 정상적인 성의식을 가짐과 동시에 바람직한 인생관을 정립하도록 함이 더욱 중요하다. 치료보다는 예방이 쉽고 최선의 길이다.

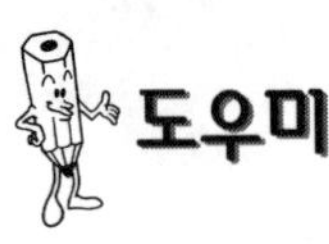

도우미

1. 최근 보고에 의하면 **2000년 세계의 에이즈환자**는 사하라 남쪽 아프리카 2천 5백 3십만명, 남부 및 동남아시아 5백 8십만명, 중남미 1백 4십만명, 북미 9십 2만명, 동유

럽과 중앙아시아 7십만명, 동아시아와 태평양 6십 4만명,
서유럽 5십 4만명, 북아프리카와 중동 4십만명, 호주와 뉴
질랜드 1만 5천명 등 총 3천 6백 십 만명으로 추산하고
있다.(UN AIDS의 2000년말 통계)

2. 국립보건연구원의 보고에 의하면 2000년 **국내의 에이즈
환자수**는 남성 1,118명, 여성 162명으로 총 1,280명이라
고 한다.

3. HIV는 침팬지에서 유래한 1형과 아프리카 검댕원숭이가
뿌리인 2형으로 나뉜다. 1, 2형의 유전자 구조 차이는 3
0~47%이다. 1형이 HIV의 대부분을 차지하고 있으며 파괴
력과 전염력에서 2형보다 훨씬 강하다. 모두 인체에서 돌
연변이를 일으켜 여러 가지 아형들이 알려지고 있는데 1형
은 A~D, F~H, J, K형 등 9가지의 '기본아형'과 N, O형
(11가지형, 중앙아프리카)이 있다. B형(유럽, 중동, 동남아,
호주, 북미, 동남미 등)은 동성연애자 사이에, E형은 이성
사이에 잘 전염된다. 한국은 대부분 B형 환자라고 한다.

4. **에이즈 치료**는 HIV가 민족의 특수성, 약에 대한 내성으로
변종이 많이 생겨 치료가 어렵다. 최근에는 최소 3개의 약
을 동시에 투여하는 '칵테일 요법'으로 환자의 80% 정도
가 바이러스를 억제하고 있으나 부작용이 많다. 지금까지
완전한 치료법은 없다.

제15장 성폭력

1 아동 성폭력

성희롱과 성폭력의 피해자는 대부분 여성이지만 아동도 예외는 아니다. 아동의 성폭력을 '아동의 성학대(child sexual abuse)'라고도 하는데 성학대라고 하는 용어는 노출증에서부터 성기 접촉, 성교 그리고 포르노 그래피까지를 말한다.

아동 성학대는 대부분 5단계로 진행된다.

(1) 가해자가 아동에게 성학대 의도를 가지고 접촉하는 접촉단계로 계획된 범행이 많다. 아동의 경우 가해자는 평소 안면이 있는 사람, 가족, 친족이 다수를 차지하고 있다 근친상간의 경우, 가해자는 가족과 친척 범주에 해당하는 사람들이다. 즉 부모, 의붓부모, 조부모, 삼촌, 숙모 등이 포함된다.

(2) 가해자가 아동에게 성학대 행위를 하는 성적 상호작용 단계로서 노출에서부터 성교에 이르기까지 광범위하다. 즉, 나체 노출, 의도적 탈의, 성기노출, 아동 관찰, 키스, 애무, 자위행위, 손가락이나 음경의 항문 삽입, 음경의 질삽입 등이 있다. 최근 우리 나라에서도 애무, 자위행위, 손가락의 질삽입 등 여러 행태의 아동 성학대 사례가 보고되고 있다.

(3) 성학대 가해자가 아동을 어떤 형태이든 성적 행위에 관여시키고 나면 비밀 단계가 시작된다. 가해자의 첫 과업은 비밀 유지로 비밀 유지는 가해자에게 있어서 성학대의 책임 회피와 성학대의 지속 수단이 되기 때문이다.

(4) 성학대가 외부로 노출되는 노출의 단계이다. 우발적 폭로와 의도적 폭로의 2가지 유형이 있는데 제삼자의 관찰, 피해 아동의 우발적 폭로가 상당히 많다.

(5) 폭로가 우발이든 의도적이었든간에 비밀 폭로 이후 억압 단계로 들어간다. 가해자는 성학대 사실을 부정하고 여러 가지 수단과 방법을 동원하여 확산 방지를 시도한다. 노골적으로 압력을 가하거나 아동의 피해 주장의 신뢰성을 떨어뜨리거나 신뢰성을 손상시키고자 한다.

이러한 아동 성폭력은 반인륜적이고 파렴치한 범죄로서 유치원, 학교, 학원, 화장실, 지하실, 엘리베이터 안, 아파트 옥상, 여관 등 다양한 장소에서 발생되고 있다.

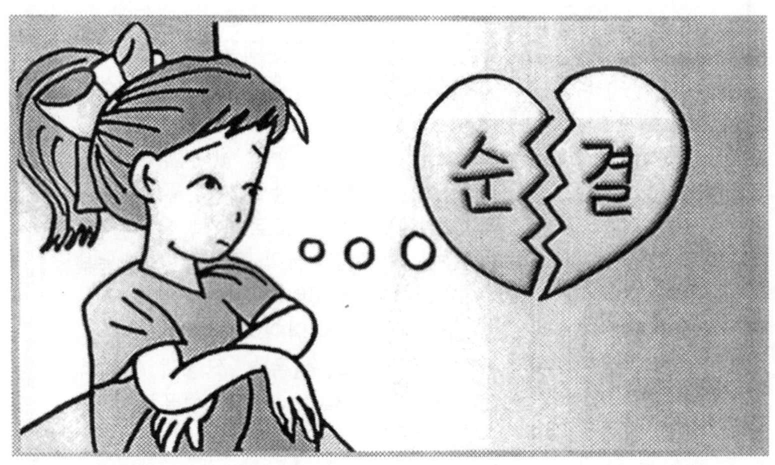

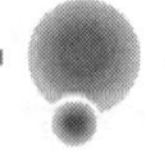
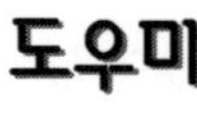

 ### 도우미

1. **성학대**는 법적인 틀에서 강간, 근친상간, 불법적 성교 등의 범죄행위로 규정되고 있다.

2. **강간**은 저항하는 상대방을 폭력이나 말로 위협하여 억지로 성교하는 것을 말하며 치욕적인 행위이자 용서받을 수 없는 범죄행위이다.

3. **포르노 그래피**(pornography)는 보통은 생략하여 포르노라고도 불리워진다. 성을 나타내는 것을 목적으로 해서 만들어진 사진이나 문장을 말한다. 만화나 잡지에 여자의 나체가 나오고 성인용 잡지나 영화에 성행위를 나타내는 것들이다.

4. **성희롱**(sexual harassment)은 성적 언어나 행동으로 수치감을 주는 행위로서 성적인 괴롭힘과 위협을 주는 것이다. 성적 행위와 성별에 기반을 둔 행위로 응시하는 행위에서부터 강간까지의 행위를 모두 포함한다. 불쾌한 응시, 장난전화, 성적인 행동, 농담 등의 시각적, 언어적인 것도 있다. 건드리기, 접촉, 애무, 포옹, 추행, 강간 등의 육체적인 것, 성기노출, 음란물의 전시나 낙서 등 다양하다. 여성에 대한 남성의 행위로는 그 사람의 평판을 떨어뜨리거나 비웃는 행위로 외모나 옷차림에 대한 불쾌한 평가, 성차별적인 발언으로 "여자인 주제에…" 등, 욕설이나 반발 등 여성을 깔보는 이야기, 여자이기 때문에 부당한 대우를 받는 모든 것이 다 속한다. 직장 생활하는 중에 많이 일어나는 것으로 알려지고 있다.

5. **성폭력**(gender assault)은 상대방의 동의 없이 강제로 성적인 행위를 하거나 성적인 행위를 강요하는 폭력행위이다. 상대방이 원하지 않는데도 강제적으로 성적 욕구를 충족시키기 위하여 키스, 포옹, 성교 등의 폭력적 성행동을 하는 것이다. 성희롱과 더불어 성폭력은 상대방에게 마음과 몸에 상처와 고통을 주는 범죄행위이다. 성폭력의 유형은 아동 성폭력, 근친상간, 데이트 성폭력, 직장내 성폭력, 배우자 성폭력, 낯선 사람 및 모르는 사람의 성폭력, 대학 캠퍼스내 성폭력, 인터넷 성폭력 등이 있다.

6. 아동 성학대의 3가지 유형

1) 일차적으로 성기 부분에 상처를 입은 매맞는 아동
2) 성인으로부터 성교 시도가 미수에 그쳤거나 혹은 실제로 성교가 있었거나 혹은 다른 부적절한 성기 접촉을 경험한 아동
3) 위에서 포괄되지 않은 성인과의 성적 행위에 부적절하게 관여되어진 아동으로 규정하고 있다.

7. 성폭력의 피해 아동

은 손상된 물건 신드롬, 죄의식, 두려움, 우울증, 낮은 자아 존중감과 미흡한 사회적 기술(이상은 모든 성학대 피해 아동), 억압된 분노와 적대감, 손상된 신뢰능력, 역할 경계의 모호성 및 역할 혼동, 발달 과업 성취 실패가 수반된 가시적 성숙, 자기 지배와 통제(근친 성학대 아동) 등의 후유증을 겪는다고 알려져 있다. 더불어 학교 성적의 급락, 동년배와의 관계 기피, 통제감의 결여, 열등감, 남성에 대한 두려움 등의 후유증도 수반될 수 있다.

8. 데이트 강간(date rape)

은 이성간의 데이트 중에 상대방으로부터 강요나 조종에 의해 일어나는 성폭력이다. 10, 20대에서 집중적으로 일어나며, 장소는 숙박 업소에서 가장 많이 일어나고 그 다음으로 가해자의 집인 것으로 나타났다.

9. 대학 캠퍼스내 성폭행

은 술자리에서 또는 동아리 모임에서도 자주 일어나며 MT에서도 일어난다. 피해자는 대부분 여학생이다.

10. 직장내 성폭행

은 성희롱에서부터 가장 광범위하게 일어나는 것으로 알려져 있다. 성적 농담에서부터 성추행, 강간에 이르기까지 다양하다. 주로 지위 차이에 의한 성폭행과 여성을 성적 대상으로 인식하는 데서 오는 2가지 유형이 있다. 직장내 성폭행 대처 방법은 여성 자신의 분명한 의사를 밝히는 태도를 가지며, 사내에서 발생시 노조나 여직원회에 알려 집단적인 행동을 한다. 성희롱 및 성폭행 가해자에게 직접 중단 요구를 하거나 문제가 해결 안될 때에는 고용주에게 알리고 사안에 따라 경고 또는 해고 조치를 요구한다. 가해자가 고용주일 때는 별도의 방법을 강구하는 것이 필요하다.

2 근친상간

근친상간(incest)은 '근친 강간' 또는 '근친 성학대'라고도 한다. 아동 성학대 중에서도 가까운 친족에 의해 성학대가 이루어지는 근친 성학대 역시 무시 못할 만큼 발생되고 있는 것으로 추정되고 있다.

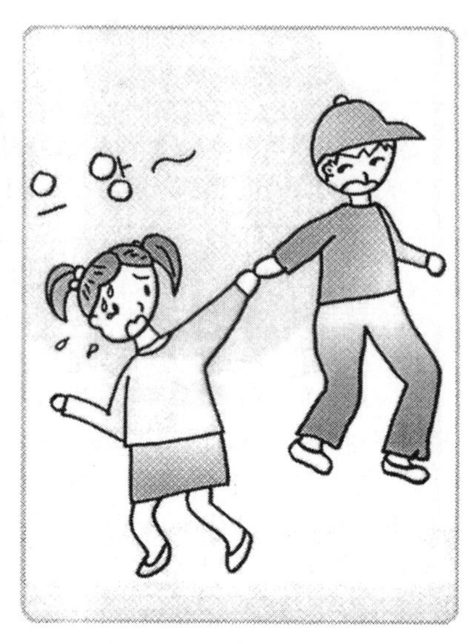

근친상간은 가족들 사이에서 일어나는 강제적인 성관계를 의미한다. 일반적으로 근친상간은 친부나 의부, 그리고 형제자매, 삼촌, 사촌, 이모부, 고모부 그리고 시부모나 할아버지에 의해 발생된다. 근친상간은 피해자와 가해자가 공동으로 거주하거나 일상적으로 대면하게 되어 있어 피해가 일회적이지 않고 지속적이라는 점이 특징이다.

근친상간이 발생하는 가족의 특징은 보통 가해자인 아버지는 가족 내에서 절대권을 갖고 권력을 휘두르는 폭력적인 가장이다. 이들은 보통 어린 시절에 성폭행의 피해자일 수 있고, 가정 폭력의 피해자들일 수도 있다. 어머니는 보통 경제적으로 무능하고 정서적으로도 남편에게 절대적으로 의존하는 상태에서 결혼 생활을 유지하고 있다.

친족 성폭력의 특성은 장기적으로 지속되며, 아버지에 의해 발생되는 경우 무기력한 가족에게 주로 나타난다. 또한 성폭력은 자녀를 잘 돌보지 않는 가족에서 주로 발생한다.

3 인터넷 성폭력과 음란물

현대는 정보화사회라고 할 수 있는 다양화와 편리함이 수반된 엄청난 변화의 세계 속에 살고 있다. PC통신은 모뎀이 장착된 PC를 소유한 이용자들이 가정이나 직장 등 편리한 장소에서 필요로 하는 각종 정보 이용이나 서비스에 용이하게 접근할 수 있도록 하는 것이다.

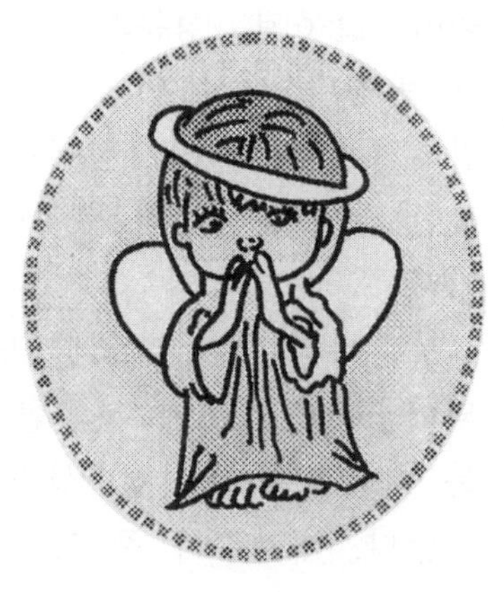

인터넷 성폭력은 가상공간에서 성과 관련한 언어적 폭력으로 상대방에게 보여지는 것이다. 상대방에게 정신적인 피해와 모멸감을 겪게 하고 있다. 외모와 성적 취향, 음담패설 등 원치 않는 성적인 언어나 이미지를 사용한다. 그 결과로 위협적·적대적·공격적인 통신환경을 조성하여 상대방의 통신환경을 저해하는 경우를 말한다. 또한 암시로 상대방에게 불쾌감을 느끼게 한 경우도 포함된다. 인터넷 성폭력은 정신적 피해뿐만 아니라 통신 공간에 대한 여성의 접근 기회를 차단하고 활동영역을 위축시킨다. 이 점은 여성의 자유롭고 편안한 환경에서 통신을 이용할 권리를

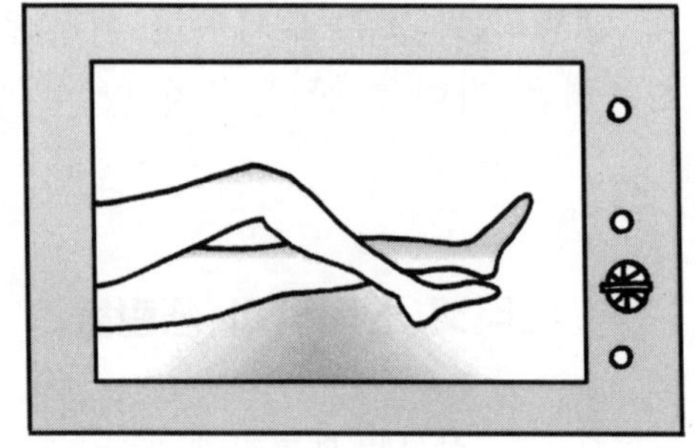

침해하는 중대한 문제이다. 또한 인터넷 성폭력은 단지 가상 공간만의 일이 아니라 기존의 오프라인 안에서의 남녀 불평등이 잘못된 성문화가 반영된 여성 인권 침해의 연장이라는 점에서 매우 심각한 문제이다. 가장 심각한 장애로 등장하는 것이 음란성 메모, 음란성 메일인 것이다.

사춘기의 청소년들에게도 음란물이 무방비 상태로 노출되어 있다는 것이 부인할 수 없는 현실이다. 음란물을 보는 이유로는 호기심, 성적 욕구 해소, 심심풀이 순으로 나타났다. 대다수가 중 1, 2학년 때에 처음 음란물에 접하였다는 데, 빠른 경우는 초등학교 1학년 때 보았다는 경우도 있었다. 음란물을 보는 곳으로는 자기 집, 친구 집, 학교의 순으로 밝혀졌다.

음란물에 자주 접촉하다 보면 사랑은 육체와 열정만을 강조하는 '성애적 사랑(eros)'으로만 받아들이게 된다 또한 음란물은 사랑과 성에 대한 태도, 여성에 대한 태도 등을 왜곡시키기 때문에 조심스럽게 다루어져야 한다. 음란물에 대한 직접 메시지와 간접적 메시지(의미)도 규제 대상이 되어야 한다. 부모들은 인터넷을 통한 성인용 포르노나 비디오에 각별한 관심을 가짐으로서 무한정 노출을 차단시켜야 한다. 자녀들의 정상적인 정서적 발달에 지장이 없도록 노력해야 한다.

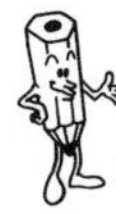

도우미

1. PC통신은 통신 기능이 부가된 개인용 컴퓨터 혹은 공중 데이터망(public switched telephone : PSTN)이나 게시판(bulletin board system : BBS), 데이터 베이스 검색 등의 서비스를 이용할 수 있도록 해주는 통신 미디어로서 모뎀(MODEM, modulator-demodulator)을 장치하여 사용한다.

2. **인터넷 음란물이 기존의 음란물과 차이점**
   1) 외형적으로 구분이 불가능하다.
   2) 쉽게 많은 양을 구할 수 있다.
   3) 간단하게 기하급수적으로 복제할 수 있다.
   4) 복제하더라도 화질이 좋다.
   5) 국내외를 막론하고 음란물을 주고받을 수 있다.
   6) 인터넷을 잘 모르는 부모는 음란물의 접근을 통제할 수 없다.

3. **인터넷 음란물의 종류**
   기존의 음란물을 컴퓨터로 볼 수 있게 프로그램 파일이나 데이터 파일로 바꾼 것을 말하며 포르노 사진(야한 사진 : 그래픽 파일, 야한 게임), 포르노 비디오(동영상, 동영상 파일), 포르노 소설(야한 소설 : 전자 게시판의 글, 데이터 파일), 음란전화(컴섹, 음란 대화방 : 음란 채팅, 인터넷 폰) 등이 있다.

4. **온라인상에서 성 피해 방지**를 위해서는 대화중 불편함을 주는 사람과 이야기를 하지 말고, 통신상에서 만난 사람은 개인적으로 직접 만나는 일에 신중을 기해야 한다.
   1) 쪽지나 메일 수신을 거부하며
   2) 특정 발신자 전자 우편을 자동 삭제토록 하고
   3) 사이트 관리자에게 시정을 요청하며
   4) 「정보통신 윤리위원회 불건전 정보통신 신고센터」에 신고한다.

5. **인터넷 음란물 접촉 경험자에게 나타나는 현상**
   1) 성비행을 비롯한 모든 유형의 비행을 증진시켜 모방범법 비행을 저지를 수 있다. 적절한 성적 충동 해소 방법이

라기보다는 오히려 강한 성충동을 느끼게 한다.

2) 혼전 성교에 대한 태도를 긍정적으로 변화시켜 성 문제를 일으킬 수 있다. 즉, 청소년기의 이른 성행동이나 청소년 성범죄의 한 원인이 될 수 있다.

3) 이성교제의 양상을 변화시킬 수 있다. 접촉 빈도에 따라 신체적 접촉이 없거나 손을 잡아 보는 등 비교적 가벼운 수준의 교제는 감소하는 대신 키스, 애무 및 실제 성관계를 갖는 등이 경향을 보이고 있다.

4) 여성에 대한 태도 및 사랑관을 변화, 왜곡시켜 부수적인 문제를 일으킬 수 있다. 이성을 단순히 성행위의 대상으로, 애정에 관계없이 다만 즐기는 것으로 오인될 수 있다. 전반적으로 남성 우위의 전통적 성역할 태도를 보인다.

5) 중독현상이 나타나며 정신분열증에 이르기도 한다.

6. 자녀의 인터넷 음란물 접촉 여부가 의심스러운 경우

1) 밤늦게까지 컴퓨터를 사용할 때는 컴퓨터 게임, 음란물을 보거나 통신을 하는 경우이다.

2) 전화요금이 평소보다 지나치게 많이 나올 때는 대화방에서 컴섹, 컴퓨터 통신으로 음란물을 전송받는 경우이다.

3) 집중력이 떨어질 때

4) 자위한 흔적이 많이 나타날 때

5) 황금색과 녹색의 CD가 발견될 때 등은 가족들이 더욱 관심을 가져야 한다.

7. 자녀의 인터넷 음란물 접촉에 대한 대처 방안

1) 컴퓨터를 거실에 설치하고 가족 모두가 사용할 수 있게 한다.

2) 부모가 컴퓨터의 사용법을 배운다.

3) 신용카드를 자녀에게 주지 않는다.

4) 컴퓨터 이외에 다른 취미 활동을 권장한다.

이러한 조치는 자녀들의 올바른 인격 형성에 장애요인을 제거하는 길이다. (한국 컴퓨터 생활 연구소 추천안)

4 성폭력의 원인 및 예방법

1) 성폭력 발생의 원인

사춘기를 거치는 청소년기에는 성호르몬의 분비가 많아짐으로써 왕성한 성욕과 성에 대한 호기심이 생기게 마련이다. 또한 집과 학교의 주위에는 성적 욕구를 자극하는 여러 가지 시청각 매체들(영화, 비디오, 잡지, 만화, PC음란물, 영화광고, 각종 광고 등)을 자주 접촉하게 되니 성충동을 조절하기가 더욱 어려워진다.

또한 성역할과 분업 등 성규범의 이중성은 여성을 성적 대상으로 삼는 잘못된 현실이다. 원조교제 및 매춘을 위한 인신매매와 성폭력의 범죄 행위가 자주 일어나고 있다. 한편으론 남성이 여성에게 공격적으로 대하고 학대하는 것이 남성의 정상적인 성이라는 잘못된 생각과 성의 상업화 등이 성폭력 발생을 부추기는 원인이라 할 수 있다.

2) 성폭력의 예방법

(1) 학교, 사회와 국가의 제도적 차원

가정과 학교와 사회 및 국가가 함께 성폭력 예방에 노력하여야 한다.

성폭력을 효과적으로 예방하기 위해서는

① 잘못된 성 의식과 성문화의 개선책을 만들어야 한다. 체계적이고 과학적인 성교육의 실제적으로 실

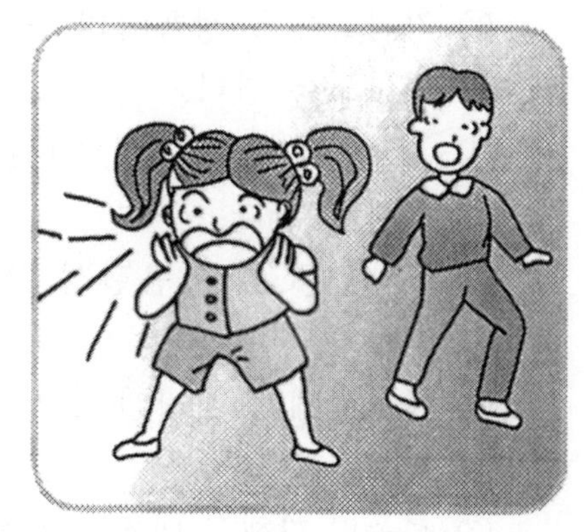

시되어야 한다. 지금처럼 형식적이면서 단순한 성 지식만의 교육으로는 안 된다. 남성과 여성은 모든 면에서 평등하며, 여성은 쾌락이나 성의 대상이 아니다. 남성과 여성이 서로 동등하게 협조하면서 살아가야 하는 진정한 인생의 동반자라는 의식 전환이 우선 되어야 한다. 따라서 남녀 학생 모두가 성 역할이나 성에 대한 올바른 교육을 받을 수 있는 교육과정과 제도가 만들어져야 한다. 아울러 성인들을 위한 성교육 과정과 제도도 만들어져서 근본적으로 잘못된 성 의식을 바꾸도록 교육함이 바람직하다.

② 지역마다 성폭력의 위기 및 치료 센터나 상담소 및 피난처를 확충하도록 한다. 성폭력 피해 여성들이 실제로 이용할 수 있도록 하며, 다각적으로 도와주고 효과적으로 치료해 주는 방안이 강구되어야 한다.

(2) 부모님들이 실천해야 할 일들

① 가정에서 어릴 때부터 자녀들에게 남녀 평등심을 심어주어야 한다.

② 가정에서 올바른 성교육을 시켜야 한다.

③ 자녀들에게 성폭력의 대처 방안을 잘 알게 하여 적절히 대처하도록 한다.

④ 남녀 학생 사이에 건전한 이성교제법을 가르치고 이를 실행하게 한다.

⑤ TV나 PC에서 음란성 프로나 영화를 자주 보지 않도록 관심을 가진다.

⑥ 자녀들에게 사랑과 관심과 대화로 탈선하지 않도록 예방한다.

⑦ 성폭력 피해시 대처방안을 부모들도 알아두어야 한다.

(3) 여학생 개인이 지켜야 할 일

① 올바른 성교육을 통하여 확실한 성지식, 순결관, 이성관을 가진다.

② 남학생들의 생리와 심리를 잘 알고 이해하여야 한다.

③ 모든 일을 부모님께 알리고 상의한다.

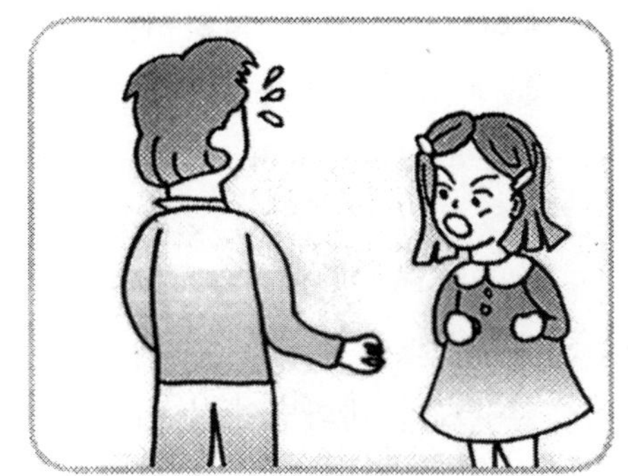

④ 언행과 옷차림을 조심하고, 오해받지 않도록 주의해야 한다.

⑤ 이른 새벽이나 밤늦은 시간에 혼자 외출하지 않는다.

⑥ 잘 아는 사람이나 낯선 사람이 지나치게 친절할 때 주의하라.

⑦ 낯선 거리나 인적이 드문 곳에 혼자 다니지 않는다.

⑧ 위급한 상황에서는 크게 외치고 주위의 도움을 요청하라.

⑨ 혼자 집에 있을 때는 문을 잘 잠궈라.

⑩ 집에 누가 찾아왔을 때는 함부로 문을 열어 주지 말라.

⑪ 낯선 사람이나 이성 친구를 함부로 집 안에 들어오지 못하도록 한다.

⑫ 누구든지 성적인 행동을 하려면 단호히 거절하거나 반항한다.

⑬ 차를 태워준다고 할 때는 함부로 타지 말라.

⑭ 누군가가 따라온다거나 무엇을 사준다든지 했을 때

는 빨리 그 자리를 피하라.

⑮ 어떤 사람이 이상한 행동을 하려고 하면 꼭 선생님이나 부모님께 알려 다시는 그런 일을 하지 않도록 하게 하라.

⑯ PC의 채팅방에 함부로 들어가지 말라.

⑰ 만화방이나 PC방에 자주 가지 않는다.

⑱ PC의 대화방에서 사귄 상대방과 함부로 만나지 말라.

(4) 남학생 개인이 지켜야 할 일

① 여학생들과 충분한 우정을 나눈다.

② 여학생들을 귀찮게 하거나 놀리지 않는다.

③ 남녀가 항상 평등하다는 생각을 가진다.

④ 여학생들에게 폭언하거나 때리는 남학생을 저지시킨다.

⑤ 여학생에게 성희롱과 성폭력은 가장 비겁한 행동이고 범죄행위임을 명심해야 한다.

⑥ 성욕(성충동)의 자제력과 올바른 전환 방법을 배우고 실천한다.

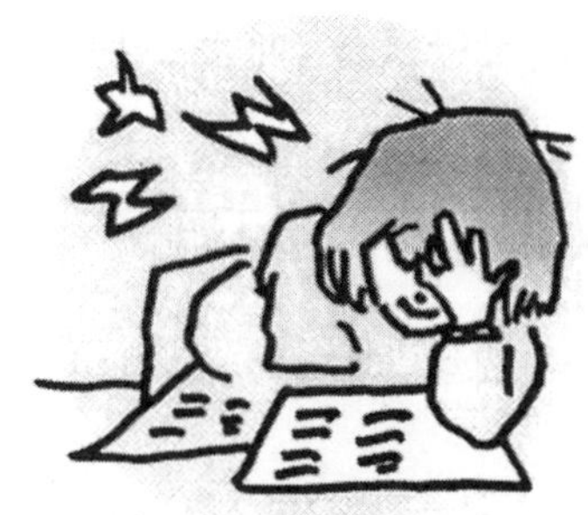

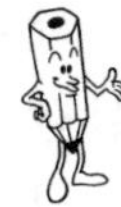
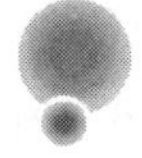

도우미

1. **성폭력이 일어나는 원인**은
   1) 정상적인 성교육이 이루어지지 않기 때문이다. 현재의 사회 여건 속에서 자신의 성충동, 성적 공상, 성적 행동을 적절히 조절하는 방법을 잘 몰라서 성폭력 같은 성적 문제와 범죄 행동을 일으킬 수도 있다.
   2) 우리 사회의 잘못된 전통적인 성의식과 성문화적 특성 때문이다. 오직 신체에 관련된 성지식만 가르치고 여성만의 순결을 강조하는 대신 남성은 결혼 전후에도 아무런 제약을 받지 않는 성차별적인 생각이 문제이다.
2. **우리 나라의 남성 우월주의 문화**는 성폭력과 강간문제, 여성의 매춘문제, 미혼모의 증가, 낙태수술의 증가, 원조교제와 혼외정사(외도) 등의 부작용을 낳고 있다.

5 성폭력의 피해와 대처법

성폭력의 피해자는 대부분 여성으로 부상, 임신, 인공 임신중절, 성병의 감염에서 오는 육체적 고통을 받는다. 또 정신적으로도 남성에 대한 공포, 불안, 좌절, 충격, 우울증과

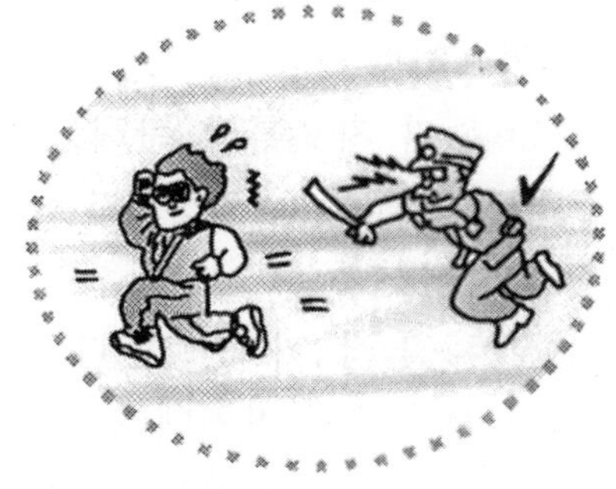

수치심, 죄의식, 가해자에 대한 증오와 혐오감 등으로 시달리다가 정신병으로 발전하거나 심지어는 자살하는 사례도 있다. 어린 학생들은 물론 성인 여성들도 순결 상실감으로 좌절하고 포기하는 마음을 가져 가출 또는 미혼모, 원조교제나 매춘에 빠지기도 한다.

이러한 성폭력은 개인에게 신체적·정신적으로 심각한 피해를 주어 인생의 방향을 완전히 다른 곳으로 돌려버릴 수도 있다 또한 가정적·사회적으로 불행한 결과를 가져오게 하는 용서받을 수 없는 범죄행위이다. 특히 성장기에 있는 여학생의 경우는 학업 포기 및 심각한 육체적·정신적 피해를 당할 수 있으니 아동의 성폭력과 근친상간으로부터 자신을 보호하는 지혜와 노력이 필요하다.

아울러 부모와 선생님의 가정과 학교 교육을 통한 예방교육도 반복적으로 실시하여 성폭력에 대처할 수 있는 예비지식을 확실히 갖추도록 해야 한다.

우리 나라에서는 1994년 4월 1일부터 '폭력 범죄의 처벌 및 피해자 보호 등에 관한 법률(약칭 성폭력 특별법)'이 제정되어 시행 중에 있다.

불가피한 상황과 개인의 힘으로 방어할 수 없는 상태에서 성폭력을 당했을 때는 다음과 같은 신속한 조처와 노력이 필요하다.

(1) 증거 자료를 보관해 둔다.

사건 당시의 옷과 소지품, 병원의 진단서 및 사진 등을 잘 보관해 두어야 한다. 가해자의 각종 특징(얼굴형, 신장, 복장 등)을 잘 기억해 둔다.

(2) 산부인과 병원에 간다

성병이나 임신 방지를 위함이며 진단서를 꼭 떼어 둔다.

(3) 믿을 만한 사람 즉, 부모님과 선생님, 전문 상담가와 함께 문제를 해결한다.

(4) 경찰에 신고 여부를 결정토록 한다.

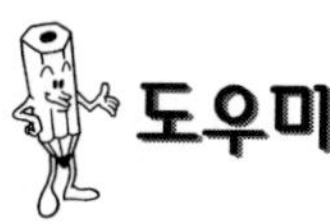
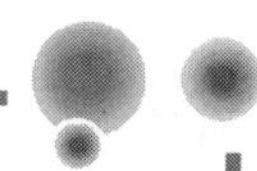

도우미

1. 숨겨진 성폭력
1) 범죄 유형이 다양하다.
2) 아는 사람이 훨씬 많다.(70~80%)
3) 피해 여성의 연령도 다양하다.
4) 가해자의 연령도 다양한데 30대 이상의 성인 남성이 대부분이다.
5) 가해 방식도 다양하다. 어린이 성폭행의 경우엔 과자나 선물, 용돈을 이용한 유인, 협박 등이 활용되고, 성인 여성의 경우엔 물리적, 강제(41%)보다 심리적, 경제적, 사회적 강제(56%)인 경우가 더 많다.

5부
아름다운 성, 건강한 성

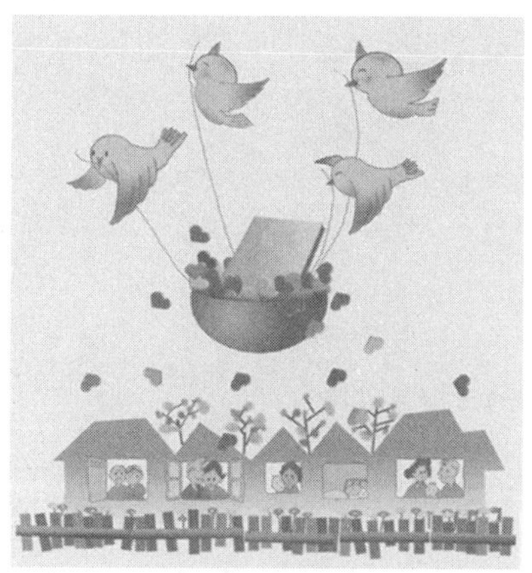

제16장 아름다운 성

1 우정과 애정

우정은 애정보다 더 깊고 지속적이다. 그래서 '친구와 술은 오랠수록 좋다'는 속담이 있다. 동성간의 우정과 이성간의 우정도 존재하는데 동성간은 개인적인 비밀이나 실제적인 도움 같은 것을 함께 나누는 것이 더 많다. 또한 불변성이 더 높으며 희생적인 태도에서도 더 적극적이다.

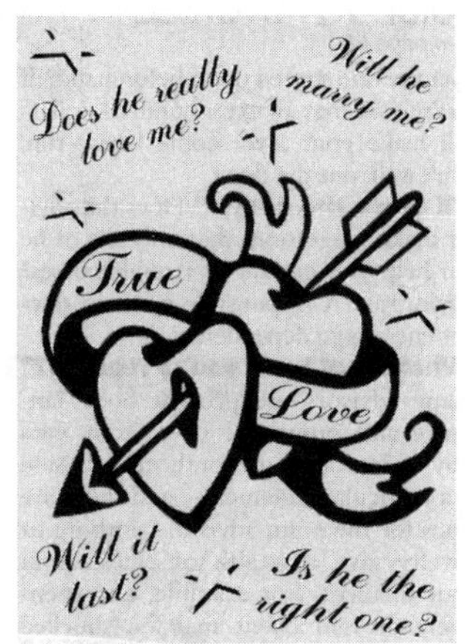

우정과 애정의 공통점이라면 서로 신뢰하고, 수용하며, 존중한다. 서로 감추지 않고 이해하며, 매사에 자발성을 가진다. 또한 상호협력하며, 성공했을 때 행복감과 만족감을 느끼게 된다. 그러나 우정보다 애정 관계는 매혹적이고, 성적이며, 보호의지가 더 강하다. 즐거움이나 기타 긍정적 감정을 일으키는 잠재력이 크며, 양면 감정, 갈등, 상호비난 및 심적 고통을 일으킬 가능성이 더 있다.

반대로 우정과 애정의 차이점을 살펴보면, 우정은 함께

있으면 즐겁고, 개선하려는 노력없이 있는 그대로를 받아들
인다. 깊은 신뢰와 최선의 이익을 추구하며, 서로 존중한다.
서로 도와주고 믿을 수 있으며, 감정이나 경험에 서로 비밀
이 없다. 자발성을 가지며, 서로 이해할 수 있다.

그러나 애정은 열정적인 면으로 낭만적인 사랑을 나타내
며, 너무 매혹적으로 느낀다. 이런 감정은 그대가 처음이다
라는 생각을 가지며, 접촉, 터칭, 성관계 등 성적 욕망을 가
지게 한다. 보호적인 면에서는 매사에 아낌 없으며, 자기
희생적이어서 그대를 위해서라면 나는 무엇이든 할 수 있
다고 생각한다. 아울러 우리는 무조건 한편이라는 감정도
가진다.

2 또래집단과 친구

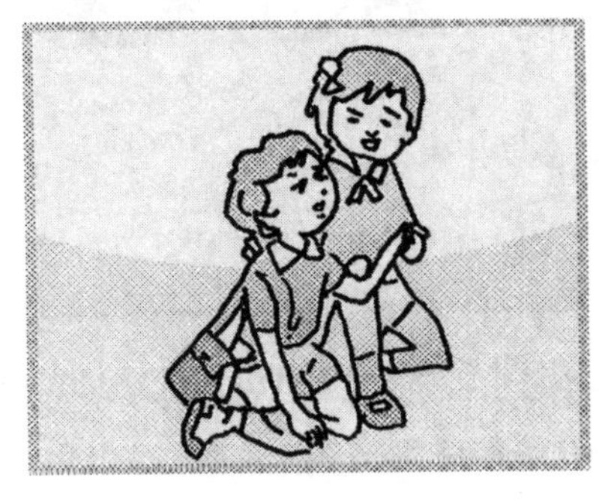

친구와의 사랑을 '우정적 사랑(philia)'이라 한다 이러한 우정 역시 조건 없는 사랑이며, 받는 것보다 주는 것이 더 좋은 사랑이다. 아동기에 나타나기 시작하는 또래집단도 친구를 사귀는 한 과정이다.

아동기의 큰 특징 중의 하나는 사회성의 발달이다. 처
음 형이나 누나가 돌보아주다가 차츰 또래집단에 가담하기
시작한다. 8~9세 정도에는 보통 또래집단에 참여하게 되

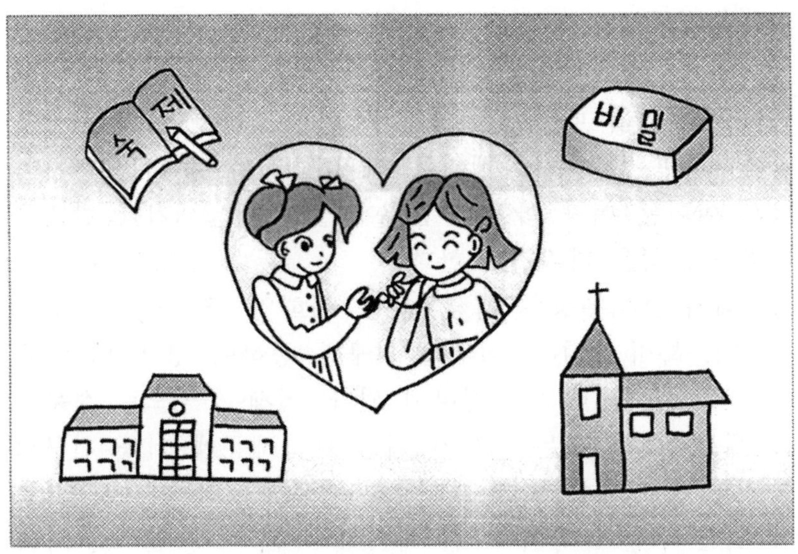

는데 그 집단의 가치와 행동 유형을 선택하게 된다. 아동
들은 집단에 순응함으로써 지지를 받고 동질성을 얻으려고
애쓴다. 이러한 동질성의 추구는 옷이나 장식품, 취미, 자
세, 머리 형태, 걸음걸이, 어휘 사용에 이르기까지 확대된
다.

또 집단으로 모여 놀이를 하며 또래간의 유대를 나누고,
가장 친한 친구에 대하여 애착을 나타낸다. 가장 친한 친
구는 날마다 변할 수 있고, 한 명을 넘어 여러 명일 수도
있다.

아동의 친구 선택 및 거부의 조건은 동일한 흥미와 요구,
접촉의 기회에 따라 좌우된다. 특히 저학년에서는 집이 근
처라는 이유나 엄마끼리 친구라는 이유에 따라 결합된다.
그러나 점차 성장하면서 이러한 이유는 줄어들고 성격, 희
망, 목적, 취미가 비슷하다는 인격적, 내적 이유로 결합하게

된다.

7~8세 경에는 동성 친구하고만 어울려 자기 성에 맞는 놀이를 즐기기 때문에 남아는 서로 어울려서 여자 아이를 쫓아다니며 골려주는 행위를 하기도 한다. 9~11세까지의 남자 아이는 여자 아이와 접촉에 불안을 느끼거나 반대로 특별한 관심을 가지기도 한다.

또래끼리의 우정은 애정, 동정, 이해의 근원이며 실험의 장이다. 특히 사춘기 이후는 친구를 통하여 성에 대한 대다수의 정보를 배우고 접하게 된다. 실제 공동으로 성문제를 해결하고자 하는 시도가 가능하기 때문에 더욱 친구의 역할은 중요하다. 또한 부모로부터 독립성과 자율성을 얻기 위한 후원의 장이다. 한 사람이 아닌 여러 친구와 폭넓게 사귀게 하는 것도 좋을 것 같다.

사춘기 초기에 소년 소녀들은 성 충동에 의해 행동을 하지 않는다. 집단에서 개인으로 친밀한 동성 친구간에 결속 및 밀착이 이루어지기 시작한다. 일반적으로 소년에 비하여 소녀들이 동성 친구들에게 더욱 강하며, 솔직한 밀착 관계를 가지려고 노력한다. 자기와 비슷하거나 또는 자기가 되고 싶어하는 어떤 인물들을 대상으로 삼고자 한다. 이러한 것은 부모로부터 독립해 나가는 한 과정이며 점차 자기보다 나이 많은 대상으로 옮겨가게 된다. 또한 이 시기는 자신의 정체 또는 주체성을 확립해 가는 단계로서 이러한 밀착 현상은 청소년의 인격 발달에 중요한 일이다.

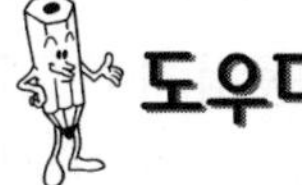

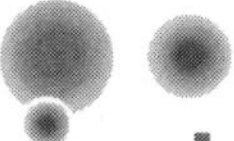

도우미

1. **사춘기의 우정의 특징**
   1) 함께 있으면 즐겁고 서로 깊이 믿는다.
   2) 서로 존중하며 있는 그대로 받아들인다.
   3) 서로 도와주고 믿을 수 있으며, 서로 비밀이 없다.
   4) 서로 이해할 수 있고 있는 그대로 자유롭게 드러낸다.
2. **부모**는 아동기의 특징을 이해하고, 또래집단에 대한 소속감을 가지도록 신경을 써야 한다. 단짝 친구에 대한 관심을 가지며, 이해하고, 함께 공부하며, 성장할 수 있도록 도와주어야 한다. 특히, 상대방을 배려하는 마음도 가질 수 있도록 지도해 주는 것도 바람직한 일이다.

3 이성 친구 및 이성 교제법

이성간에 애착심을 가지는 것을 '연정(연애, 애정 love)'이라 한다. 남녀간의 육체적 사랑으로서 자연스러운 애정이다. 연애와 우정은 근본적으로 다르다. 연애는 자연스러운 애정으로서 발생하고, 또한 자연스러운 감정으로서 어느 사이에 사라진다.

아동기에는 남녀의 성을 구분하지 않고 친구로 사귄다. 사춘기에 접어들면서부터는 어릴 때의 다정한 이성 친구와의 사이가 서먹서먹해지고 이상한 느낌을 가지게 된다. 예전같이 친밀한 사이가 아닌 셈이다.

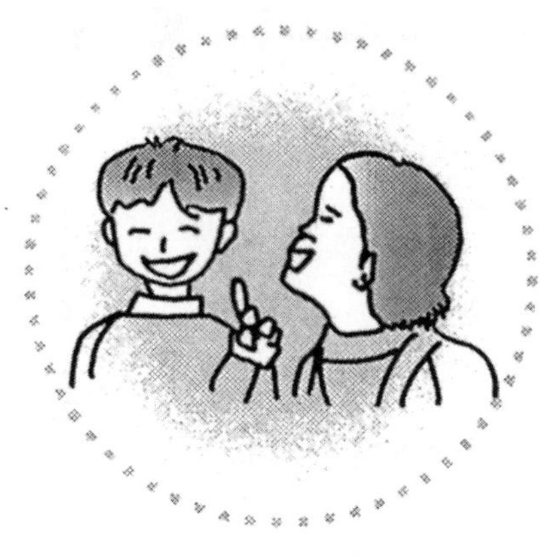

사춘기 초기에는 사이좋은 남녀관계가 모두 연정일 수 없으며, 동성처럼 우정인 경우도 있다. 이성 친구와의 만남과 보고 싶은 욕구가 생기고, 외모에 관심을 가지며, 만나는 시간만큼은 즐겁기만 하게 된다. 이러한 감정은 우정에서와 비슷하나 다른 점도 있다.

너무 매혹적이고, 이런 감정은 이성 친구가 처음이라는 생각과 성적인 욕망을 느끼기도 한다. 또 이성 친구를 위해 무엇이든 할 수 있으며 무조건 한편이라는 생각을 한다.

우정이나 연정 모두가 아름다운 감정으로 인간에게 있어 중요한 요소이지만 이성에게 가지는 애착심이 성충동으로 연결되기 쉽다. 이성 친구를 진정한 친구, 평등한 인격체로 존중하는 마음을 가진다면 성적 욕구로 인한 고민이나 조절 불능까지는 이르지 않으리라 생각한다. 사춘기에는 첫사랑과 짝사랑 또는 실연의 아픔을 거치면서 성인으로 성장해 가게 되는 것이다.

건전한 이성 교제법으로는

1) 이성 친구는 1 : 1로 사귀거나 만나지 말고, 집단으로 교제한다.
2) 부모와 항상 상의하면서 공개적으로 교제한다.
3) 이성 친구를 사귀기 전 부모에게 인사 소개시킨다.
4) 건전한 사고와 행동을 하는 바람직한 이성과 사귄다.
5) 용돈 이상으로 과다한 선물을 주고 받지 않는다.

6) 남성과 여성의 생리와 심리를 좀 더 잘 이해하여야
   한다.
7) 이성간에 서로 존중하며 취해야 할 태도를 배우는
   기회로 삼는 것 등을 들 수 있다.

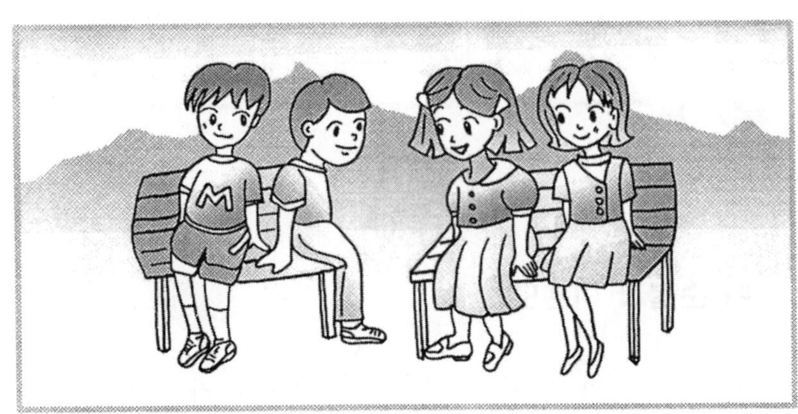

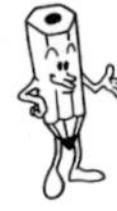 **도우미**

1. 이성 의식의 발달 단계(E. Hurlock)
  1) 초기 성적인 단계(1~5세),
  2) 성적 대항의 단계(sex-antagonism : 6~12세, 동성 선호 및 이성 기피),
  3) 성적 혐오의 단계(sex-aversion : 13~14세, 이성 증오나 반감),
  4) 성적 애착의 단계(crush : 14~15세, 동성 애착이나 연상의 이성 애착),
  5) 이성애 단계로서
  (1) 송아지 사랑(calf love : 15~16세)은 막연한 동경감, 신체적 관심, 성적 사물이나 현상에 대한 호기심이나 백일몽(day dream)이 많다.
  (2) 강아지 사랑(puppy love : 16~18세)은 같은 나이 또래 이성에 대한 애정이 싹트며, 열광기(girl crazy 또는 boy crazy)라고도 한다. 집단적 교제와 만남이 이루어진다.
  (3) 연애(romantic love : 19~20세)는 이성에 대한 애정의 한 개인에게 집중되며, 연애와 성욕의 분리를 통한 결혼 상대(배우자) 선택을 생각하게 된다.
  위의 성적 대항의 단계에서부터 이성애의 송아지 사랑 단계까지가 중학생 시기일 것으로 보아진다.

4 순결과 미혼모

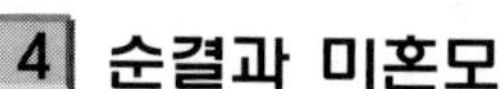

순결은 여성이 '다른 이성과의 성관계를 가진 경험이 없

다'는 뜻으로 해석할 수 있다. 남성의 경우는 '동정(virginity)'이라고 부른다. 결혼 전후를 불문하고 배우자에게만 충실하고 외도를 해서는 안 된다는 뜻이기도 하다. 남녀 모두에게 '순결해야 한다'는 의무성을 내포한 말이다.

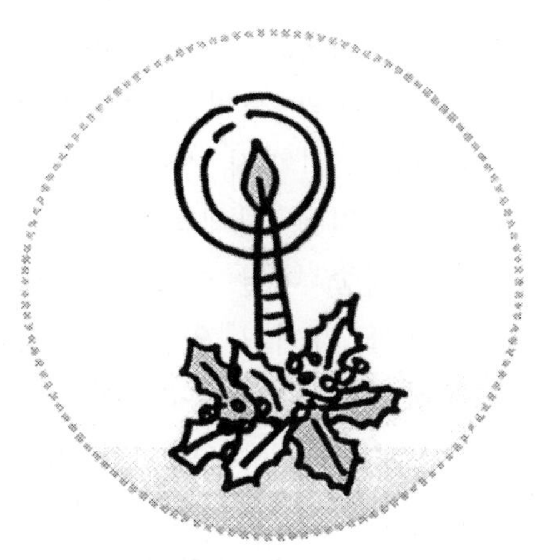

과거 우리 나라의 전통 사회에서는 어떤 경우에 있어서도 여성이 순결을 잃는 것을 용납하지 않았다. 은장도를 장신구로 지니게 했고 순결을 못 지킬 때는 스스로 목숨을 끊도록 하였다. 당시 여성의 순결은 목숨보다 더 소중하게 여겼던 것이다. 이것은 남성 위주의 사회였음을 나타내 준다.

그러나 오늘날의 순결은 점차 남녀 모두가 동등하게 지켜야 하는 것이 당연한 것으로 여겨지는 추세에 있다. 육체적 순결에 앞서 정신적 순결이 더 중요하다. 비록 강제적으로 순결을 빼앗겼다 하더라도 정신적인 순결을 잃지 않는 것 역시 중요한 일이다.

그러나 최근 신세대 젊은이들에게 있어서 성의 개방화로 인해 사랑한다면 순결도 바칠 수 있다는 생각은 바람직하지 못한 순결관이라고 할 수 있다. 특히 성장기 소녀들의 성폭행을 당한다거나 결혼 전의 무분별한 성관계는 순결감의 상실에 따르는 육체적·정신적 고통을 많이 받게 된다. 뜻하지 않던 성병, 임신과 인공 임신중절로 인한 어려움을 겪는다. 결혼하지 않고 아빠 없는 아이가 태어난 경우를 미혼모(unmarried mother)라고 한다.

특히 10대의 소녀가 미혼모인 경우 문제는 더 심각할 수 있다. 아직 신체적 성장이 계속되는 가운데 축복받지 못한 임신으로 인한 신체적 영향과 위험은 더욱 커진다. 태어난 유아는 체중 미달 아이거나 뇌성마비, 정신박약 등의 선천적 장애를 가지고 있을 가능성이 있다. 또한 사회보장제도가 정착되지 않은 우리의 현실에서 경제적·사회적으로 제한된 여러 이유로 아이를 양육할 능력이 부족하다. 이때 태어난 유아가 고아원에 맡겨질 경우 아이 자신뿐만 아니라 산모 그리고 가정적·사회적으로 불행한 일이 아닐 수 없다. 고아원에 맡겨진 아이는 국내나 외국으로 입양되어 입양아로서 낳아준 부모를 모른 채 살아가게 마련이다. 가끔 해외입양아들이 생모를 찾는 애타는 사연을 보게 된다. 한번의 실수가 영원히 지울 수 없는 상처와 아픔을 안고 살아갈 수밖에 없게 한다.

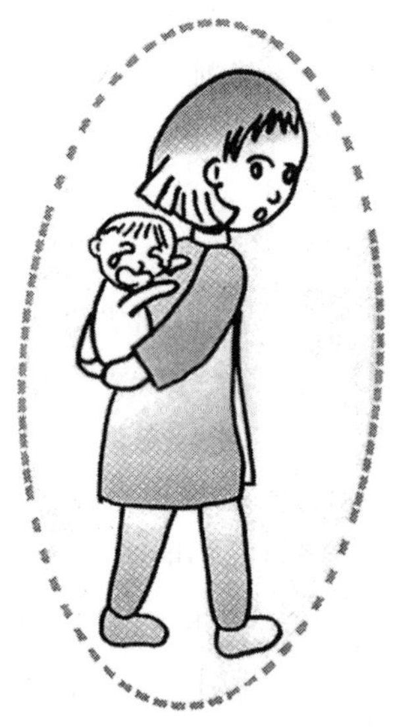

결혼 후에도 순결을 잃었다는 것을 배우자가 알게 되었을 때 이 점을 이해하지 못할 경우라면 문제는 더욱 심각하다. 불쾌감과 불신감으로 매사에 부정적인 영향을 끼치다가 결국에는 이혼을 당할 수도 있다. 만약 배우자에게 비밀로 한다면 그 정신적 고충은 엄청나다는 사실이 알려지고 있다.

따라서 건전한 순결 의식으로 무분별한 혼전 성경험 없이 건강한 사춘기를 보내도록 노력해야 한다.

한때의 실수나 잘못된 생각으로 일생을 두고 후회하는 일이 없도록 자신을 잘 지키고 가꾸어 나가야 한다. 올바른 순결관은 행복한 결혼 생활과 가정 생활의 가장 중요한 요소일 수도 있다.

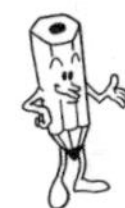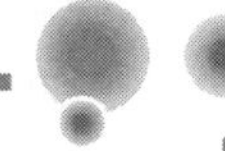

도우미

1. 10대 여성이 임신했을 때의 문제점

1) 산전 진찰률이 낮다. 10대 여성이 부적절한 영양섭취, 임신 전의 불량한 건강 상태 등의 사회 경제적 요인과 음주, 흡연 및 약물남용, 성병감염 등의 의학적 요인, 15세 이전의 임신일 때 신체적 미성숙으로 인한 위험 요소 등이 존재한다.

2) 정신적 불안정이 증가한다. 부모와 가족 혹은 주위 사람들에게 감추고자 하는 생각, 사회의 멸시와 거부로 인한 죄의식과 수치심, 소외감 등에 시달리게 된다. 따라서 학업 중단, 직장 포기, 가출 등 기존의 생활 기반을 잃게 되어 정신적으로 심한 불안정 상태에 놓이게 된다.

3) 임신 중 각종 합병증이 증가한다. 임신성 고혈압, 저체중아, 자궁내 태아 발육부진, 조산, 임산부 빈혈, 좁은 골반으로 인한 제왕절개술 분만에 따른 부작용 등이 있다.

4) 태아 및 신생아에서도 각종 합병증이 증가한다. 유산 및 조산, 선천성 기형아, 신생아 사망률이 높다. 신생아 양육 준비가 되지 않아 아기 양육 포기 및 아기 버리기 등이 증가, 장애아의 분만도 많아진다.

5) 임산부 사망률 및 각종 질병에 걸릴 확률이 높다. 10대 임산부 사망의 가장 많은 원인은 임신중독증, 산욕기 감염 및 출혈 등 3가지이며, 불법적인 임신중절 수술은 패혈증과 출혈을 일으킬 수 있다.

6) 인공 임신중절률이 높은 것으로 나타나는데 우리 나라 모자 보건법상 불법이다. 따라서 합병증도 많이 나타난다.

2. 10대 임신의 예방법

1) 가정과 학교에서 올바른 성교육을 통한 건전한 성의식과 순결관을 가지도록 해야 한다. 아울러 남녀가 성적으로 동등하며, 성폭력에 관한 전반적인 내용과 10대 임신의 문제점을 알게 한다.

2) 임신이 되었을 때 임신의 유지를 위해서는 남녀간의 결혼을 권유한다.

3) 피임이 최선의 예방법이다. 원하지 않는 임신은 성교 전후의 효과적인 피임법을 알게 하여 적절히 대처하게 한다. 피임기구를 싼값으로 쉽게 구입할 수 있는 환경을 만들며, 피임기구들의 자동판매기 설치도 한 가지 방법일 수 있다.

4) 10대에서의 성교는 재미없고 무익하며, 여성에게 엄청난 고통을 가져다준다는 사실을 알려주자. 성적 호기심, 충동적 또는 강제적으로 이루어지는 경우가 많은데 재미없는 한 때의 성교 때문에 고통받는 일이 없도록 지도한다.

5) 필요한 성 정보에 쉽게 접근하는 환경을 만들어 주어야 한다. 정상적인 성교육의 활성화와 더불어 임신예방법에 쉽게 접근할 수 있는 관련 인터넷 홈페이지 개설도 고려해 봄직하다.

제17장 건강한 성

1 음주

음주(drinking)로서 술은 회교 문화권을 제외한 전 세계에서 인류 문명의 발생과 거의 같은 역사를 가지고 있다. '적당히 마시면 약이요, 과음하면 독이다'라는 속담이 있듯이 많은 사람들이 과음으로 인한 질병과 사고로 죽음을 당하고 있다.

술의 주성분은 알코올(alcohol)로서 에틸알코올(ethyl alcohol) 또는 에탄올(ethanol)이라고 한다. 무색의 가연성 액체로 열량을 내는 물질인데 과일이나 곡류를 발효시킴으로 생성되는 화학물질이다.

술은 균형 있는 음식물 섭취를 방해하고, 비타민 결핍증

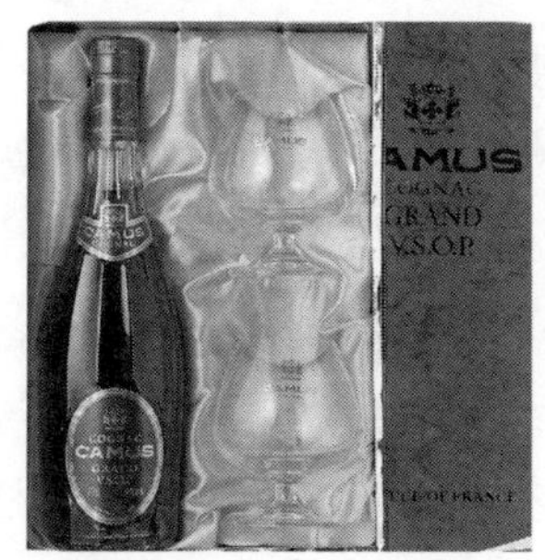

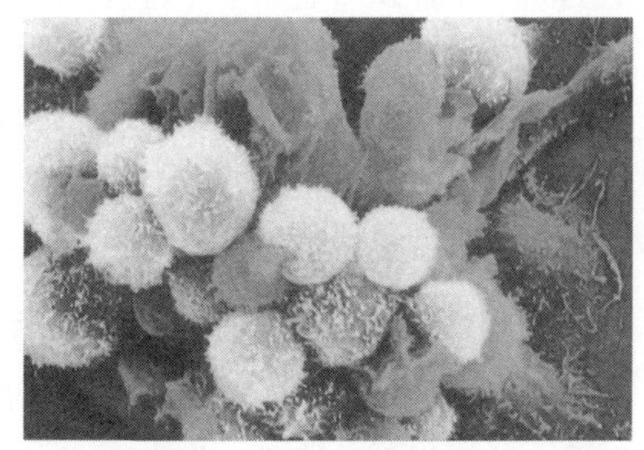

암세포의 모습

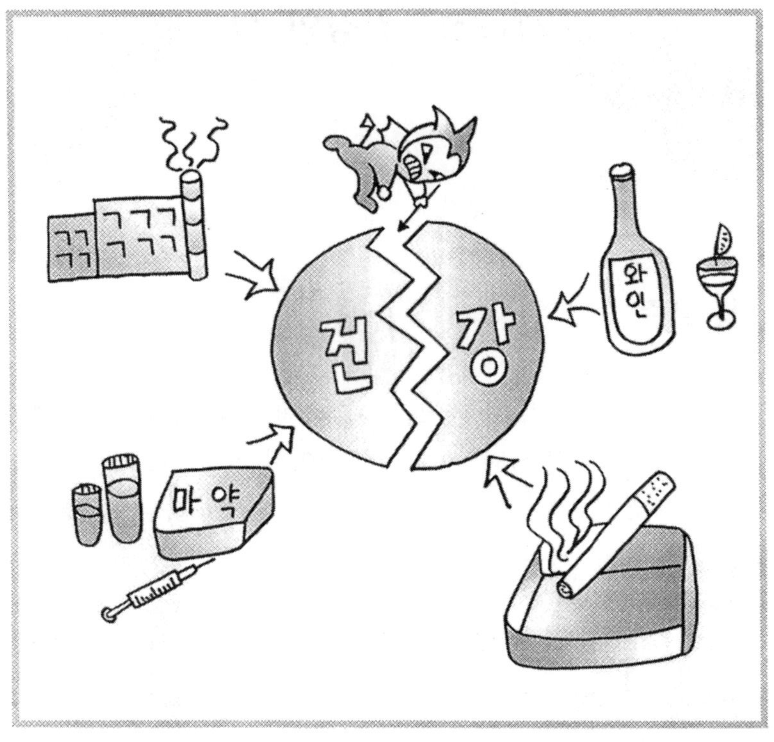

을 가져오며, 단백질 부족현상 등에 영향을 미치기도 한다. 또한 술은 중추신경 억제제로 뇌의 기능을 둔화시키며, 수면이나 마취효과를 나타낸다. 그리고 중독성이 강한 물질로 방향감각의 상실, 기억장애, 알코올성 치매증상이 나타나기도 한다. 알코올이 남성 호르몬의 생성을 억제하고 파괴를 촉진시키면서, 결국 과음은 성 능력을 감퇴시키는 역할을 한다. 계속 과음을 하면 체내 여러 조직과 기관에 독작용을 일으킨다. 성인이 되어서 술독에 빠지는 알코올 중독(alcoholism) 증상이 나타나 알코올 중독자가 된다. 이런 사람은 정상적인 사회 생활이 어려울 뿐만 아니라 성기능에 나쁜 영향을 주는 원인이 되기도 한다.

특히 아동기에서는 호기심으로 술을 마실 수 있다. 그러나 이것은 건강한 성인으로 성장하는데 신체적·정서적인 면에서 나쁜 영향을 미치게 된다. 최근 청소년 시기에 술을 마시면 사춘기 시작이 늦어지고, 여성의 경우 월경이 늦어지는 등 생식기능이 저하된다고 한다. 또한 남성 호르몬 합성 유전자 발현의 감소와 성적 욕구가 감퇴된다고 알려지고 있다. 따라서 술을 마시기 시작해서도 안 되고 마시려고 해서도 안 된다. 부모의 음주 습관은 자녀가 그대로 본받게 되므로 부모가 특히 주의하여야 한다.

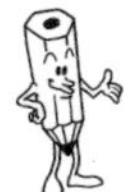

도우미

1. 술은 제조 방법에 따라 양조주(발효주, 포도주, 약주, 탁주, 맥주 등)와 증류쥬(고량주, 브랜디, 소주, 위스키, 보드카 등)로 나뉜다.
2. **술의 알코올 함량**은 맥주는 3~5%, 와인은 6~23%, 막걸리는 6~8%, 약주는 10~13%, 고량주는 61%, 보드카는 40~47%, 진은 44~47%, 위스키와 브랜디는 40~45%이다.
3. **과음함**으로써 생기는 질병은 간(지방간, 간염, 간암 등), 신경계 질환(척추장애, 청각, 시각장애 등), 위장 및 소화기계 질병(위점막의 급성 염증, 위궤양, 출혈성 췌장염 등), 심혈관계 질병(알코올성 심근염, 고지혈증 등)과 암(간장, 식도, 인두, 구강설암 등) 등이 있다. 계속 과음을 하면 체내 여러 조직과 기관에 독작용을 일으킨다.
4. **영국 속담**에 '술은 변절자다. 처음에는 친구, 나중에는 적이 된다'고 하였다.

5. **알코올 중독**이란 에틸알코올이 함유된 음료를 많이 마심으로써 생기는 정신적, 신체적 장애현상을 말한다. 이러한 사람을 알코올 중독자라고 한다. 급성중독과 만성중독이 있다. 급성중독은 일시적으로 많은 양을 마셨을 때 일어나며, 술을 마시지 않으면 증상이 사라진다. 그러나 만성중독은 오랫동안 계속 마셨을 때 일어나기 때문에 혼자서 끊지 못할 경우에는 정신과적 치료를 받아야 한다.

6. **알코올과 생식**

알코올을 장기간 과음하면 남성의 경우 정자 생산의 억제, 성호르몬의 배출 불균형으로 테스토스테론이 감소가 일어난다. 반대로 에스트로젠이 증가, 성욕감퇴와 성 무력증이 오고 여성화 현상(수염이 없어지고 유방확대 등)이 일어난다. 여성의 경우는 월경주기 이상(과다 월경, 무 월경, 월경주기의 부조현상), 뇌 내에 있는 고나도트로핀의 기능 이상으로 에스트로젠과 프로제스테론의 불균형(배란장애, 수정불가) 등이 일어난다.

2 흡연

흡연(smoking)이란 담배를 피우는 것을 말한다.

담배 연기는 약 3, 800여 가지 성분이 포함되어 있다. 이 중 인체에 중요 작용을 하는 유해 물질은 니코틴, 타르 그리고 일산화탄소 성분으로 크게 나눌 수 있다.

1) 니코틴(nicotine)은 담배(*Nicotina tabacum*)에 포함되어 있는 알칼로이드의 하나이다. 매우 유독성을 지닌 물질로 한 번에 60mg을 섭취하면 목숨을 앗아갈 수 있는 치사량에 해당된다. 중추신경계에 영향을 주며, 일시적으로 긴장감을 해소하여 스트레스 상황에 좀더 잘 대처할 수 있도록 해 준

다. 그러나 말초혈관 수축, 혈압 하강, 심박동 항진, 신경자극, 동맥경화증과 뇌졸중이나 심근경색을 쉽게 유발하고 혈당을 높이고 위장 기능도 감소시킨다. 구역질과 구토를 일으킬 수도 있다. 중독성을 유발하여 니코틴 의존성이 나타나고, 담배를 끊으면 금단현상을 초래시켜 쉽게 담배를 끊지 못한다.

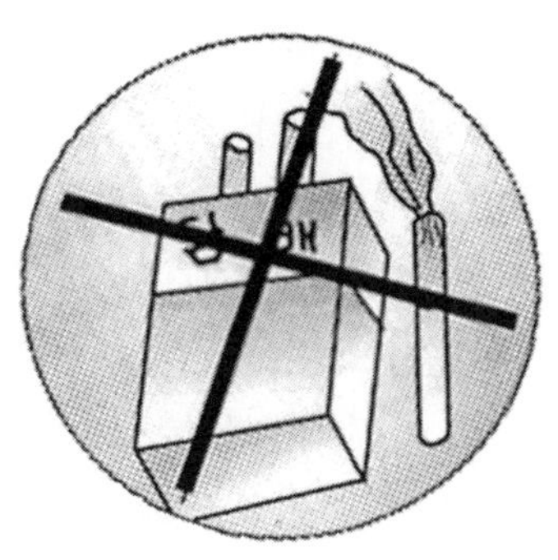

2) 타르(tar)는 노랗고 끈적끈적한 액체 성분(담배진)으로 인체 내에서 암을 유발하는 성분을 많이 포함하고 있다. 폐암, 식도 및 구강암, 방광암, 췌장암 및 전립선암 등 각종 암을 유발한다. 특히 여성의 경우 임신이나 수유 중에는 미숙아나 선천성 기형아의 출생, 유아의 지능과 신체 발육 저하 등을 유발할 수 있다.

또 임산부는 조기 폐경과 불임 등이 나타날 수 있다.

3) 일산화탄소(carbon monooxide)는 적혈구의 세포 내에서 산소운반 역할을 하는 헤모글로빈이라는 성분과 강한 결합력(산소의 270배)을 가지고 있다. 산소와 헤모글로빈의

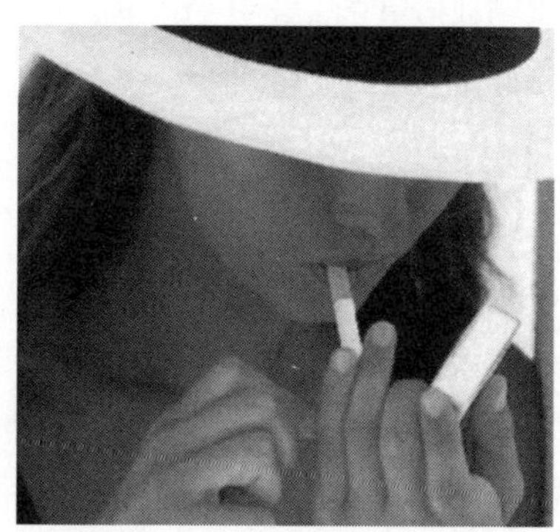

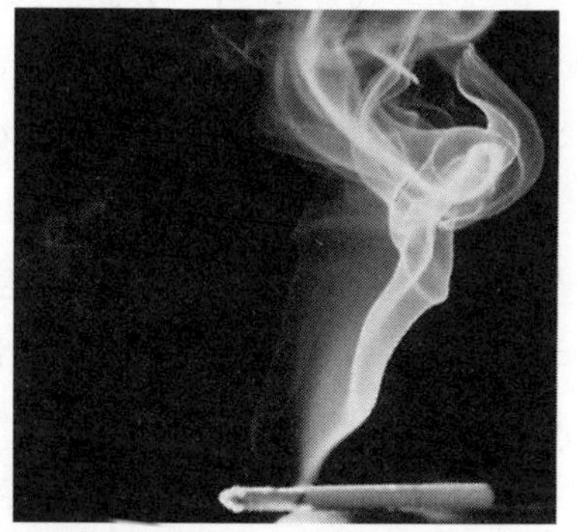

결합을 방해하여 신체 각 부분에로의 산소 공급을 방해한다. 따라서 흡연을 하는 경우 먼저 뇌에 일시적인 저산소증을 일으켜 '핑'하고 어지러움을 느끼게 한다. 또한 만성 저산소증은 신진대사 장애, 뇌세포 사멸과 조기 노화를 가져오게 한다.

이와 같이 흡연은 백해무익한 것으로 인체의 머리 끝에서 발끝까지 담배의 독

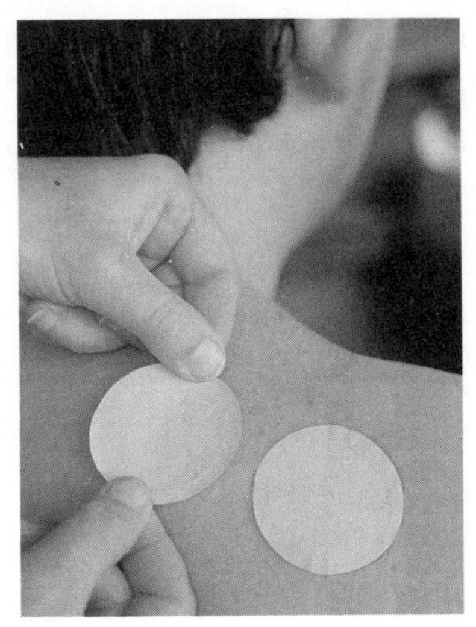

금연 패치 붙이기

성이 미치지 않는 곳이 없을 정도이다. 담배가 건강에 끼치는 영향은 피운 담배의 개피 수, 흡연에 소비한 횟수, 각 담배 속에 함유한 타르와 니코틴 분량이 좌우한다. 흡연은 담배 1개피에 약 5분 30초의 생명을 단축시켜 전체적으로 5~8년의 수명을 줄인다. 인체의 피해, 정신적, 경제적, 환경오염의 피해 및 간접흡연의 피해는 엄청나다.

미국은 청소년의 건강을 내세워 1996년에 클린턴 대통령이 '담배는 마약'이라고 선언하였고, FDA는 '담배는 중독성이 있는 의약품'이라고 단정지었다.

성장기의 아동들에게 있어 흡연은 정상적인 신체적·정서적 발달에 엄청난 나쁜 영향을 끼친다. 성인이 되어 니코틴 중독자가 되어 성기능에 나쁜 영향을 주는 원인이 되기도 한다.

직접 담배를 피우지 않았다 하더라도 PC방에서 종일 게

임을 할 경우는 다른 사람이 피우는 담배연기에 의한 ‘간접 흡연의 폐해’도 심각한 수준에 이르렀다. 금연학교의 운영 및 흡연자의 참여를 유도한다. 최근 학교를 비롯한 공공시설을 금연 장소로 선정하여 비흡연자들을 위한 금연구역이 넓혀져 가고 있는 추세이다. 따라서 금연구역의 확대도 시급한 일이다.

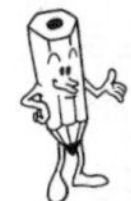 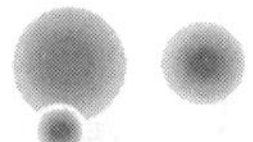

도우미

1. **흡연으로 인한 질병**은 폐암, 위암, 간암을 비롯한 암, 기관지 천식, 폐렴을 비롯한 호흡기 질환, 조산, 자연유산 등의 생식 기능, 동맥경화증, 조기 폐경, 골다공증, 수면장애, 치아 색깔 변화 등 수십 가지에 이른다.

2. **금단현상**이란 담배를 끊었을 때 담배를 피우고 싶은 강한 욕망과 정서적인 불안정 증세, 안절부절하거나 집중력 약화, 두통, 성급함, 수면장애, 심박동수 감소, 혈압강하, 운동저하, 근육수축, 우울증 등이 나타나는 현상을 말한다.

3. **고교생 청소년 흡연율**은 한국 32.6%, 미국 28.2%, 일본 26.2%, 영국 20.5%, 러시아 19.4%, 이스라엘 9.3% 등으로 한국이 세계 1위로 나타났다.(2000. 1)

4. **간접흡연(수동흡연)**은 본인이 담배를 피우지 않더라도 타인이 피운 담배 연기에 의해 흡연 효과를 나타낸다. 실내 흡연은 간접 살인 행위이며, 미국 캘리포니아 보건국은 ‘간접흡연은 일급살인’이라고 규정하고 있다. 예를 들면 하루 1갑 피우는 집에서 24시간 머무르면 본인이 담배를 피우지 않았다 하더라도 3개피의 담배를 피운 것과 같은 영향이 나타난다. 가정에서의 부모의 흡연은 불쾌감, 눈에 자극, 두통, 기침, 인후통, 현기증, 메스꺼움, 소아들의 천식, 폐렴, 기관지염, 폐기능 장애, 비흡연 성인에게는 폐암, 심근경색 등이 나타난다.

5. **흡연자의 암 사망률**을 비교해 보았을 때 구강암은 4.6배, 간암은 1.7배, 후두암은 20.3배, 위암은 1.5배, 식도암은 2.1배, 췌장암은 1.5배, 폐암은 4.1배, 방광암은 1.6배 정도 비흡연자에 비해 높은 것으로 나타났다. **남성 흡연자**는 발기장애, 정자수의 감소나 기능 약화로 불임의 원인이 되기도 한다. 만성 기관지염 등이 나타나게 된다.

6. 금연의 장점

계단을 오를 때 별로 힘들지 않고 숨이 차지 않는다. 운동할 때 몸이 매우 가볍다. 기침과 감기가 훨씬 감소한다. 기상시 몸이 가볍고 머리가 상쾌함을 느낀다. 미각과 후각이 개선된다. 담배로 인한 입냄새, 모발 및 옷에서의 냄새가 없어진다. 인내심이 향상된다. 금연 후 1년 이내에 심장질환 발병 위험이 정상으로 낮아진다. 자녀가 담배를 안 피울 확률이 높아진다. 가족 건강이 향상된다. 공공장소의 열악한 흡연실을 벗어날 수 있다. 비흡연자에게 불쾌감을 주지 않게 된다. 담배값으로 지출되는 비용을 줄일 수 있는 등 여러 가지 좋은 점들이 있다.

7. 금연의 원칙

1) 지금 당장 끊어라.
2) 흡연 도구를 없애 버려라.
3) 가족, 친구, 동료들에게 금연키로 한 결정을 알려라.
4) 금연 시작의 D데이를 정하라.
5) 아내, 친구, 동료와 금연을 시작하라.
6) 육체적인 운동을 하라. 심호흡을 자주 하라.
7) 유혹을 피하여라. 흡연자와 함께 있지 말라.
8) 금연을 시작했다면 절대로 담배에 불을 붙이지 말라.
9) 커피와 술을 피하고, 채식 위주의 식사를 하라.
10) 흡연 습관에서 벗어나는 노력을 하라.
11) 금연 시작 후 치과에서 스케일링을 받아라.
12) 금연일기를 써라.
13) 흡연 유혹시 물을 마셔라.
14) 금단 현상이 나타날 때를 잘 넘기는 방법을 배우고 실행하라.

3 마약

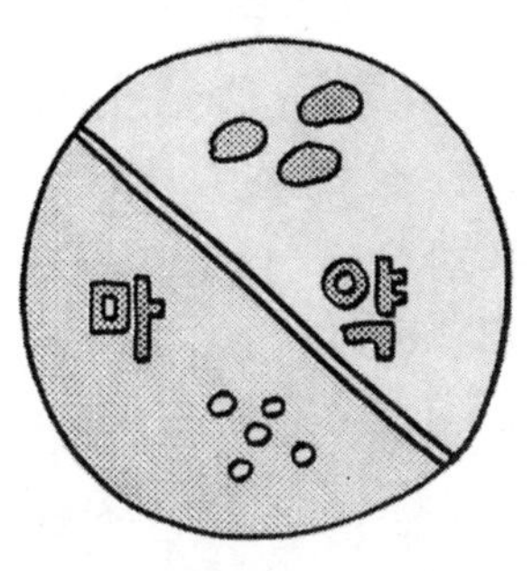

마약(narcotic)은 아편, 모르핀, 코카인 등과 그 유도체로서 미량으로도 강력한 진통작용과 마취작용을 지니고 있는 물질이다. 계속 사용하면 습관성과 탐닉성을 생기게 하며 사용을 중단하면 격렬한 금단증세를 나타낸다. 마약을 사용하지 않으면 정상적인 생활을 하지 못하게 하여 육체적·정신적으로 폐인이 되고 만다.

1) 마리화나(marihuana, 대마초)는 대마초의 잎과 줄기를 말린 것이다. 담배처럼 말아서 또는 파이프로 피운다. 중추신경 흥분 및 억제작용이 있다. 계속 사용시 시간 감각의 마비와 남성은 정자의 수 감소, 발기장애, 여성은 월경주기 단축 등에 영향을 미친다. 폐암, 호흡기 질환, 의욕 상실도 나타나지만 금단현상은 없다.

2) 마약, 아편(opuate)은 양귀비에서 나오는 강력한 물질이다. 중추신경의 마비 및 억제, 구토, 현기증, 두통, 변비, 피부병, 호흡 억제, 혼수 등의 만성중독을 일으켜 폐인이 된다. 헤로인(heroine)은 양귀비꽃으로부터 추출된다. 긴장, 배고픔, 우울증, 공포감을 억제시킨다. 중독과 금단현상이 있다.

3) 필로폰(philopon 히로뽕 ; 메스암페타민)은 각성제(흥분제)로서 '백색의 악마'라 불리우기도 한다. 염산에페드린을 가공한 것으로 중추신경 각성작용이 있다. 소량으로 각성

효과가 있으나 계속 사용하면 도취나 호흡중추의 흥분, 혈관 수축, 혈압 상승, 환각, 심근경색, 중풍, 난폭한 행동이나 살인과 정신분열 등의 만성 중독증상을 일으킨다. 금단현상이 비교적 가볍기 때문에 1개월 정도로 중독 증상이 없어진다.

4) 코카인(cocaine)은 코카나무 잎에 함유된 알칼로이드이다. 한때 국소마취제로 사용하였으나 현재는 부작용이 있으므로 사용이 중단된 마약이다. 0.5g 복용으로도 사망한다. 중추신경을 자극하여 현기증, 구토증, 혼수 등의 부작용이 있으며, 독성이 강하여 습관성으로 되기 쉽다. 만성중독으로 벌레가 피부를 기어다니는 듯한 느낌과 환각이 일어나는 경우가 많다. 불면증, 소화불량, 식욕감퇴, 경련도 일어난다. 힘이 빠지고 몸이 마르며 집중 곤란, 환청, 중풍, 간질, 난폭행동이나 살인, 도덕감정의 황폐 등이 나타나고 금단현상도 있다.

5) 흡입제로서 본드는 유기용매의 한 종류인데 중추신경계에 대하여 억제 작용을 나타낸다. 흡입하면 그 효과는 빨라서 수초내에 그 작용이 나타난다. 흡입제는 또한 호흡 억제와 심장기능 억제작용이 있다. 대부분 용매나 본드 또는 에어졸을 비닐 봉지나 종이 봉지에 뿌리거나 넣고 그 증기를 흡입한다 그러면 임상적 증상은 전신 마취제와 유사하다. 판단장애와 자제력의 상실 단계로 충동적이며, 파괴적 행동을 일으켜 폭력, 폭행, 자살, 살해 등의 범죄를 저지를 가능성이 있다. 상당수 환각과 환청을 경험했다고 한다.

이러한 마약들은 대부분 손을 대면 점차 반복 사용하게 되고 그로 인한 장기 복용시 대부분 중독 증상이 나타난다. 그리고 신체적·정신적으로 엄청난 피해를 나타내어

회복 불능이 되기 때문에 절대로 손대지 않아야 한다. 마약은 공통적으로 성인이 되면 성기능 장애를 가져온다. 마약 사용은 패가망신의 길임을 명심해야 한다.

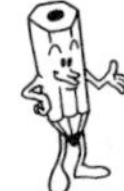 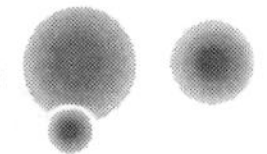

도우미

1. **남용하기 쉬운 마약류 및 약물**
   마리화나(대마초), 마약(아편, 헤로인), 필로폰(히로뽕), LSD, 비스페놀 A, 코카인, 본드와 개스 등이 있다.
   1) 카페인(caffein)은 차, 커피, 콜라, 초콜릿, 아스피린에서 발견되는 흥분제이다. 부정맥, 위궤양, 경련, 흥분을 일으키며, 최근에는 불면증, 불안, 고혈압에 역효과가 나타나고 있다.
   2) 환각제는 환각이나 황홀감을 주는 약물로 LSD가 대표적이다. 시간과 공간에 대한 감각의 변화, 착각, 환각, 망상 등이 나타난다. LSD는 불안 혹은 심리학적 위기와 상처를 일으키는 환경에 왜곡을 유발시킨다.
   3) 흡입제(휘발성 물질, 본드, 신나, 부탄가스)는 쉽게 구할 수 있고 값이 싸기 때문에 청소년들이 많이 남용한다. 휘발유, 접착제, 수정약과 같은 휘발성 물질의 사용은 초등학생, 중학생 때부터 발견되고 있다. 오용은 치명적이고 사망하기도 한다. 뇌손상, 간장애, 심장장애, 시력장애, 근육마비 등 증세가 있다.
   4) 엑스타시(ecstasy)는 한국의 경우 '도리도리'로, 미국에서는 '아담', '엑스터시', '엑스타시'로 불리는 MDMA는 환각성과 암페타민과 같은 특성을 지닌 합성 향정신성 약이다. 한국에서는 가격이 메스암페타민보다 싸면서 환각작용은 3배나 강한 것으로 알려졌다.
2. **LSD(lysergic acid diethlamide, 환각제)**
   리세르그산은 호밀에 생기는 곰팡이에서 추출된다. LSD가

어떻게 인체에 작용하는지는 알려지지 않았다. 소량 복용 시 시각, 촉각, 청각에 변화가 일어난다. 창백함, 심장박동 증가, 혈압상승, 체온상승, 오한, 식욕저하 등의 현상이 나타나기도 한다.

3. **흡입제**의 경우 아세톤, 에테르 및 클로로포름(병원 마취제), 아교, 페인트, 신나 등에서 탄화수소를 볼 수 있다. 흡입제를 장기간 사용하는 사람은 신장장애, 조혈장애(빈혈)와 뇌의 손상을 보고하고 있다. 흡입제의 남용자는 흔히 불안감, 소외감, 수치심, 억압감, 열등감, 염세감, 권태 증상도 나타난다.

4. **마약 남용의 예방**
   1) 예방 교육을 철저하게 반복하여 실시하고
   2) 또래 집단을 대상으로 한 교육의 실시
   3) 교육 프로그램의 계발
   4) 마약의 생산통제와 불법거래의 근절 등의 강력한 방안과 대책을 세워야 한다.

4 환경호르몬

환경호르몬이란 '내분비계 교란(장애) 물질'이라고도 한다. 자연상태의 화학물질로서 환경 중 배출된 화학물질이 체내에 들어와서 마치 호르몬처럼 작용한다. 이들 내분비 교란 물질은 생태계 및 인간의 생식기능 저하, 기형, 수컷이 암컷으로 바뀜, 성장장애, 암 등을 유발하는 물질로

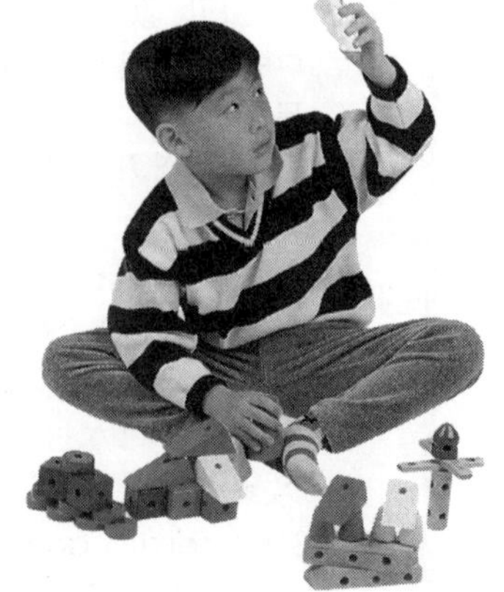

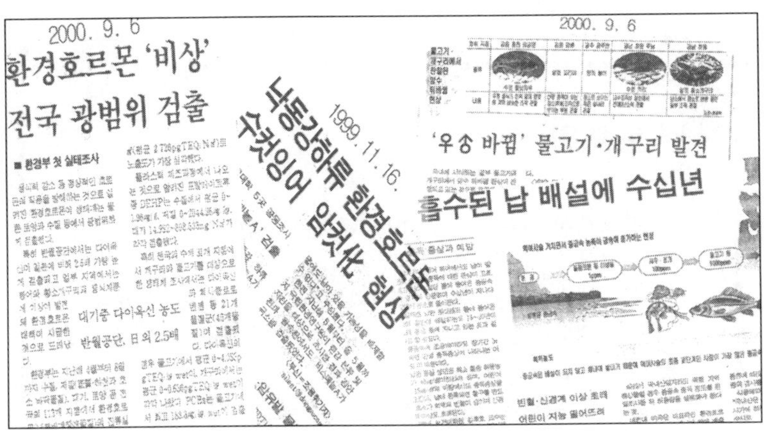

환경호르몬에 관한 최근의 신문기사 내용

추정하고 있다. 또한 생태계 및 인간 호르몬계에 영향을 미쳐 전세계적으로 생물 종에 위협이 될 수 있다는 경각심을 일으켜 '오존층 파괴', '지구 온난화 문제'와 함께 21세기 지구를 위협하는 세계 3대 환경 문제로 등장하였다.

현재 주요한 환경호르몬을 일으키는 물질과 용도를 보면 쓰레기 소각장에서 나오는 다이옥신류, 각종 산업용 화학물질(원료물질), 살충제 및 제초제 등의 농약류가 있다. 또한 유기 중금속류, 식물에 존재하는 호르몬 유사 물질, 식품 첨가물 등이 있다. 이제 우리도 이 환경 호르몬에 관심을 가지고 개인, 사회, 기업체와 정부가 피해를 최소화하기 위한 대책 수립과 노력이 절실히 필요하다.

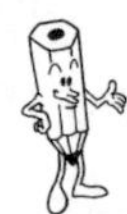

도우미

1. **환경호르몬**이라는 말은 1996년 일본 학자들이 NHK 방송에 출연하여 사용하기 시작하였다.
2. **세계 야생보호기금(WWF)과 한국이 선정한 목록**에는 67종의 화학물질, 일본 후생성은 142종의 물질이 환경호르몬으로 규정되어 있다.
3. 대표적인 **환경호르몬의 영향**은 호르몬 분비의 불균형, 생식능력 저하 및 생식기관 기형, 생장 저해, 암 발생, 면역기능 저해 등으로 알려져 있다. 특히 남성의 경우 정자수의 감소 및 정자와 생식기에 영향을 미친다. 여성의 경우는 유방 및 생식기 암, 골반염증, 성 질환 등이 나타난다.
4. **우리의 생활을 위협하는 환경호르몬**
   1) 생선, 고기, 야채류로 달걀류와 육고기류, 생선과 조개류, 야채류, 과일류 등
   2) 가공식품류로 컵라면류, 스치로폼 용기류, 캔류, 아이스크림 및 요구르트 용기류, 식품 착색료 및 첨가물, 담배(다이옥신) 등
   3) 생활용품류로 합성세제류, 화장품, 각종 식품용기, 고무장갑, 1회용 반창고, 비닐장판, 모기향, 질 삽입 피임약 등
   4) 유아 및 어린이 용품으로 젖병(비스페놀 A), 식기류(비스페놀 A), 칫솔(푸탈산), 고무지우개, 크레용, 장난감(프탈산 에스텔) 등에 들어 있는 것으로 알려지고 있다.
5. **어린이 장난감 페인트**에서 흰색이나 빨간색엔 납, 주황색엔 크롬, 노란색에는 카드뮴이 포함되어 있어 어린이들이 입에 대지 않도록 주의가 요망된다.
6. 플라스틱 제품 즉 플라스틱 용기, 젖병 등에서도 환경호르몬이 검출되는 것으로 보고되고 있다.
7. 일본의 소각장 주변 산모의 모유나 낙농장의 젖소 우유에서 다이옥신이 고농도로 함유된 것이 발견되었다.(1998년)
8. 최근 일본의 경우 임산부의 양수에서 비스페놀 A가 최초

로 검출되었다고 알려졌다. 비스페놀 A는 아기용 우유병과
식기 등 생활용품에 많이 사용되고 있으며, 전립선을 비대
하게 하거나 생식기능에 영향을 미친다.(2000. 7)

5 청소년 스트레스

스트레스(stress)는 생체에 가해지는 여러 가지 상해나 자
극에 대하여 체내에서 일어나는 비특이적인 생물 반응을
말한다. 용수철을 비틀어지게 하는 힘이란 뜻이다. 즉, 외부
에서 생체로 가해지는 자극으로 인해 내적 평행이 깨져 생
체내 장애가 생겨나는 상태이다. 이 생체 내에 스트레스를
일으킬 수 있는 상해나 자극을 스트레서(stressor)라고 한다.
스트레스를 받으면 인체는 싸우거나 도망가기 위한 반응
에 필요한 심장기능을 증대시켜 전투 준비를 갖추는 반면
전투에 쓸모가 없는 소화기관 등의 기능은 일시 중지시킨
다. 그 결과로 심장 박동이 갑자기 증가하고 가슴이 두근거
리며 눈이 동그래진다. 또 땀이 나며 피가 머리와 몸통으로
집중되는 등 전투력을 혈관계통으로 총동원한다. 과도한 스
트레스가 지속될 때는 신경 정신 기능의 장애가 올뿐만 아
니라 면역계의 핵심을 이루는 T와 B 임파구의 기능이 모
두 떨어져 병에 대한 감염이나 암 같은 질병이 발생한다.
스트레스에 반응하는 방식은 두 가지 요인에 의해서 결
정된다. 먼저 삶을 바라보는 시각과 얼마나 많은 스트레스
를 받느냐에 따라 반응이 다르다.

배움의 과정에 있는 우리 자녀들에게 공부나 숙제는 의무가 아니라 내가 택한 권리이며, 나의 앞길을 밝게 열어주고 나를 발전시키는 원동력이라는 긍정적인 자세를 갖게 하는 것이 좋다. 따라서 부모들은 아이들이 공부나 숙제를 미루어서 스트레스를 받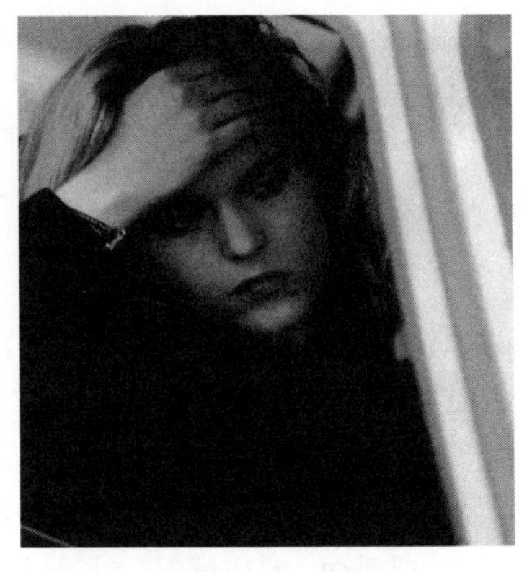지 않도록 그날그날 처리하도록 유도하고 보조자 역할을 해 주어야 한다.

초등학교에서는 학교 공부 및 학원 수강에 쫓겨야 하는 생활이다. 공부에 흥미와 능력이 없는 자녀가 공부만 강요당하는가 하면 소질도 없는데 예체능에 관한 학원 수강에 얼마나 스트레스를 받을까?

중학교에서는 영어 공부와 수학 공부도 부담스럽다. 학교 공부와 학원 수강 등 힘겹다. 예비 중학생이라면 컴퓨터 능력으로는 홈페이지 만들기, 인터넷 검색 요령, 게임 및 자기 통제와 프로그래밍 학습을 배워야 할 것을 권하기도 한다.

중·고등학생 시절에 대학 입시를 준비하는 과정은 너무나 힘들다. 성적이 좋으면 그 성적을 지키기 위해서, 반대로 부진하면 부진함 때문에 받는 스트레스는 엄청나다. 사춘기의 중·고생들에게는 신체적 성장과 성적 호기심, 동성친구와 이성친구간의 관계, 가치관의 혼란, 부모와의 관계,

진학 문제 등 복잡한 여러 가지 요인들 때문에 갈등을 느끼고, 고민하기 때문에 스트레스를 받기 마련이다. 이에 대한 효과적인 대처법으로 친구, 선생님, 부모님과의 솔직한 대화를 가지는 것도 유익한 방법이다.

특히 고3 스트레스로서 수험생들이 두통, 만성 피로, 집중력 저하, 신경성 각종 질병 등 여러 신체적 증상에 시달리게 한다. 이러한 증상들은 체력 저하와 스트레스가 원인일 수 있다. 강인한 체력을 유지하려면 꾸준히 하루 30분 정도씩 운동을 하고, 영양을 골고루 섭취할 수 있는 음식을 잘 먹는 것이 중요하다.

밤에 쉽게 잠을 못 이루고, 꿈을 많이 꾸며, 뒷목이 뻐근하고, 머리가 무겁고, 소화가 잘 안 되는 등의 증상이라면 과도한 입시 스트레스 때문에 나타나는 현상들이다. 이 때는 다른 친구와 자신을 비교하거나 과도한 욕심을 부리지 말고 긍정적으로 생각해야 한다. 자신의 장점을 본인이 더 잘 알고 있으므로 이러한 스트레스에 대처하는 법을 스스로 계발하고 적응시킴이 바람직하다.

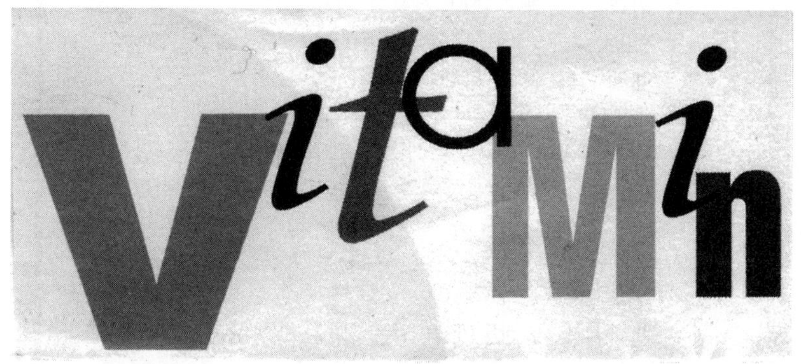

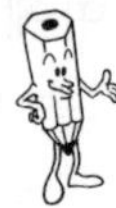 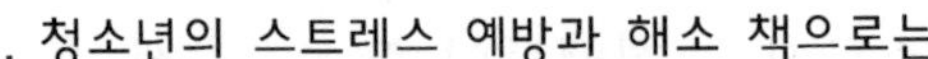

도우미

1. 청소년의 스트레스 예방과 해소 책으로는

1) 부모는 가정에서 자녀들에게 올바른 가정교육을 실시해야 한다. 근검 절제하는 생활 태도를 보여주고, 올바른 가치관을 심어준다. 유비무환의 정신과 가치를 심어주어 어떤 문제에 대해서도 체계적으로 준비하고 대처하도록 해야 한다. 마마보이로 나약하게 양육해서는 안된다. 자기 분수와 능력 안에서 최선을 다하는 자세가 필요하다.

2) 학교에서는 점수 위주의 교육과 상급학교 입시 위주의 경쟁적인 교육에서 벗어나 인간 위주의 전인적인 교육을 시행해 나가야 한다. 각자의 개성과 적성 그리고 능력에 맞는 교육 방법을 개발해야 할 것이다. 각자가 타고난 개성, 취향, 능력, 용기, 자신감, 자긍심을 살려주는 교육을 실현해 나갈 때 청소년들이 스트레스는 자연히 감소할 것이다.

3) 사회에서는 청소년들의 여가선용을 위한 다양한 시설을 마련해야 한다. 축구, 농구, 배구, 탁구, 볼링, 수영 등 운동경기를 위한 시설과 헬스장, 공연 연습실, 에어로빅실, 음악 감상실, 도서실, 동아리실 등도 마련해 주어야 할 것이다. 아울러 각종 교양적인 프로그램과 공연 등이 정기적으로 제공될 때 청소년들의 스트레스를 맘껏 풀어주는 기회를 갖게 하면서 건전한 방향으로 유도할 수 있을 것이다.

2. 인간에게 필요한 비타민

1) 스트레스를 많이 받는 사람의 경우

  (1) 비타민 A와 C는 스트레스에 대처하는 호르몬 합성을 돕는다. 계란 노른자위(난황), 버터, 녹황색 채소(카로틴), 마가린, 당근 등

  (2) 비타민 B는 에너지 생산을 돕는다. 돼지고기, 닭고기, 쇠고기 등을 섭취한다.

2) 수험생의 경우 비타민 B, H는 에너지 생산을 도와 학업

능률을 향상시킨다. 돼지고기, 닭고기, 쇠고기, 계란 노른
자 등을 먹어야 한다.

3. 스트레스 해소 방안

1) 술, 담배를 피하라. 충분한 휴식이나 잠을 자라.
2) 음악, 독서, 명상, 긴장이완요법, 복식호흡을 하라.
3) 친구나 부모와 대화를 나누거나 편지를 써라.
4) 운동이나 산책을 하라
5) 신선한 음식을 섭취하고 인스턴트 식품을 피하라
6) 마음의 여유를 가져라.
7) 올바른 종교를 가져라.
8) 자기 자신만이 효과적인 스트레스 해소 방법을 개발하고
   활용하자.

6 청소년 중독증

각종 청소년 비행과 더불어 청소년 중독증이 새로운 청소
년 문제로 심각하게 사회 문제화되고 있다. 전통적인 수직
문화가 현대적인 수평문화로 바뀌면서 전통적인 윤리와 가치는 붕괴되어 가고 있기 때문이다. 즉, 물질만능주의와 성 개방화의 물결이 넘쳐나고, 급격한 도

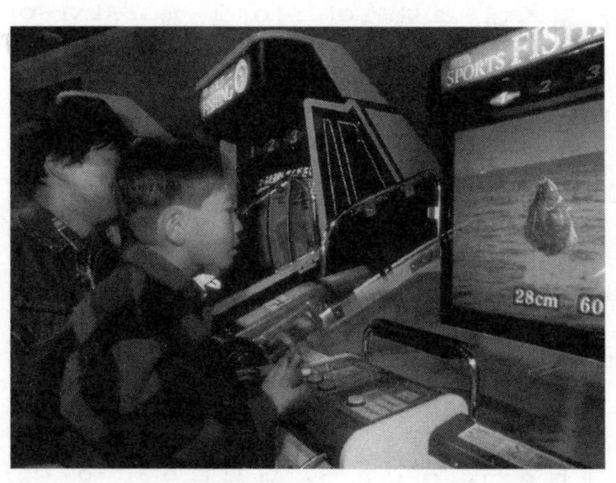

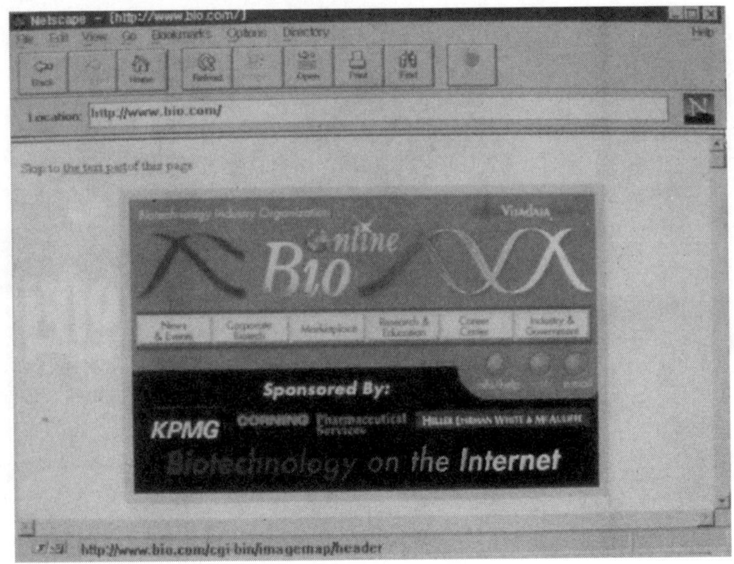

유익한 인터넷 사이트

시화와 산업화로 인한 비인간화, 소외, 핵가족에로의 가정 기능의 변화를 가져왔다. 또한 국가의 분단으로 인한 구조적인 불안, 기본 및 법질서의 혼미, 입시 위주의 학교교육, 퇴폐적인 성인문화와 각종 사회환경 등 여러 가지 요인들이 복합적으로 작용하여 청소년 중독증의 원인을 제공하고 있는 셈이다.

오늘날 컴퓨터는 우리 일상생활에 없어서는 안 될 중요한 문명의 이기이다. 또한 인터넷은 '정보의 바다'라고 할만큼 풍부하고 다양한 정보를 제공하고 있다. 이러한 인터넷이 인간에게 필수적인 정보들을 제공함으로써 긍정적인 면도 있으나, 반대로 잘못 활용함으로써 많은 부작용들이 나타나고 있어 심각한 사회문제가 되고 있다.

컴퓨터 중독에는 게임중독, 통신중독, 음란물중독 등 3가

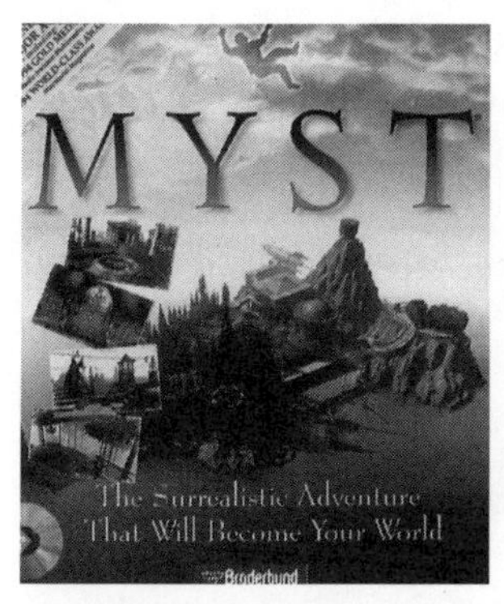

어드벤처 게임 '미스트'

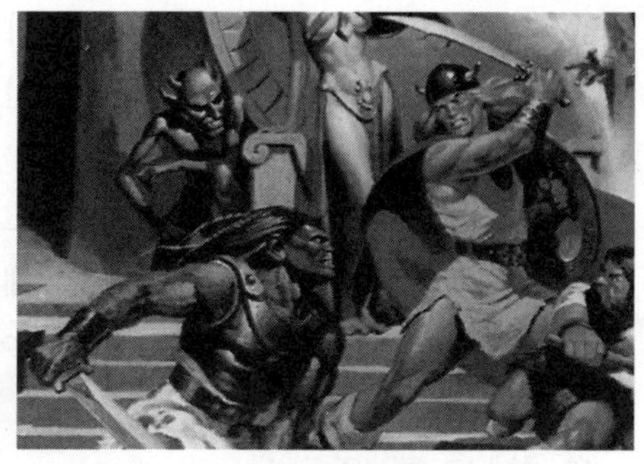

아나키아 왕국 2

지 종류가 있다.

1) 청소년 게임중독

컴퓨터에 몰두(몰입)하는 것과 중독은 다르며, 청소년들이 컴퓨터 게임에 몰입하는 것은 새로운 라이프 스타일이다. 그러나 컴퓨터 게임과 인터넷에 몰두하던 20, 30대의 급작스러운 죽음이 잇달아 일어나는가 하면 정신과병원마다 '대인 공포증'과 '게임 금단증상'을 호소하는 청소년들이 줄을 잇고 있다.

게임은 화려하게 화면을 채운 각종 캐릭터들로 두뇌의 경쟁심을 끊임없이 자극하기도 하고, 편안하게 쉴 수 있는 공간을 만들어 준다. 한마디로 게임에 푹 빠지게 할만한 것들을 너무도 많이 가지고 있기 때문이다. 특히 폭력게임에 몰두하다 보면 성격의 포악화와 더불어 모방 범죄를 일으킬 수도 있어 주의를 요한다.

디지털 시대의 신종 마약과 같은 컴퓨터 게임 중독 현상은 스트레스를 해소시켜 주기도 하지만, 하루에 수십 시간을 게임에 빠져 정상 생활이 어려워지고 강박감, 편집증 등이 공통적으로 나타난다. 또한 비만, 체력 저하 등의 신체 이상 증상을 수반하는 경우도 많다.

최근 네티즌 2만명을 조사한 보고에 의하면 5~6%가 위험 수준의 게임중독자로 밝혀졌는데 이러한 증상들이 나타나면 정신과적인 전문 치료를 받아야 한다.

2) 청소년 통신중독

'인터넷 중독증'(IAD, internet addiction disorder)이라고도 불려지는 통신중독에는 채팅, 머드게임, 정보서핑, 사이트 트레이딩, 도박, 쇼핑 등 여러 가지가 있지만 우리 나라 청소년들은 머드게임이나 채팅에 몰두한다.

채팅(chatting)에 접근하는 방법은 PC통신의 대화방을 이용하거나 인터넷의 채팅 사이트에 접속해 채팅을 즐긴다. 최근에는 캐릭터를 이용한 대화방, 화상대화방이 등장해 인기

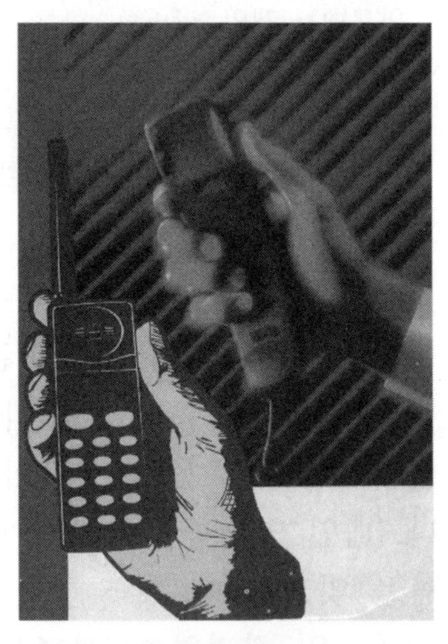

전자파 유해논란과 중독에
가까울 만큼 필수품인 휴대폰

를 끌고 있다. 특히 화상 대화방은 상대를 확인할 수 있어 인기가 높다. 고속인터넷 전용선이 설치된 PC게임방은 청소년들이 부담없이 대화를 나누는 장소로 선호되고 있다.

여학생들이 남학생들보다 채팅을 더 좋아하며, 채팅 중에 상대가 마음에 들면 번개(실제 만남)를 행동에 옮긴다. 모르

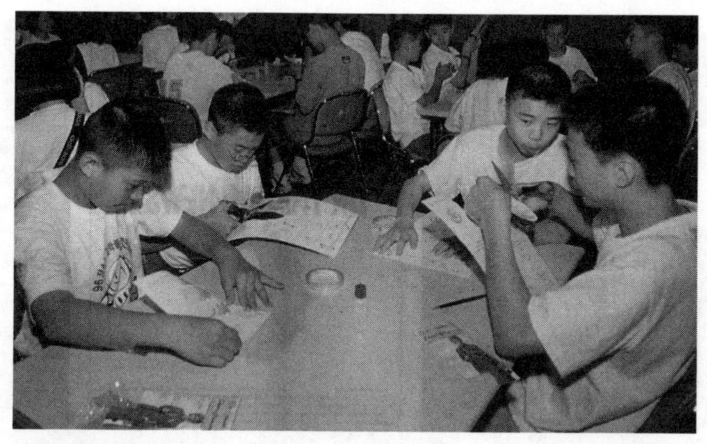

는 사람과의 채팅과 번개는 매우 위험할 수도 있다는 것을 알려주어야 한다.

3) 청소년 음란물중독증

청소년기는 성에 대한 호기심이 많고 실제 성적으로도 가장 왕성한 시기다. 음란물에 대한 관심도 과거나 지금이나 다를 바 없다. 청소년들이 컴퓨터 음란물의 입수 경로는 친구, 컴퓨터 상가, 인터넷, PC통신, 음란물 전문상가, CD 백업매장 등 다양한 것으로 알려지고 있다.

청소년들이나 직장인들이 인터넷의 음란물에 중독이 되어 정상적인 생활 리듬을 잃고 학교나 직장생활에 막대한 지장을 가져오는 사례들이 많이 발생하고 있다.

특히 온라인상의 음란 사이트는 성인은 물론 접촉이 제한된 청소년들조차 손쉽게 찾을 수 있어 감수성이 예민한 청소년들을 음란의 바다로 빠져들게 하고 있다.

음란물에 대한 접근의 단계로는 처음 본 후 점점 자주 보게 되며 더 거칠고 변태적인 포르노를 찾게 된다. 충격

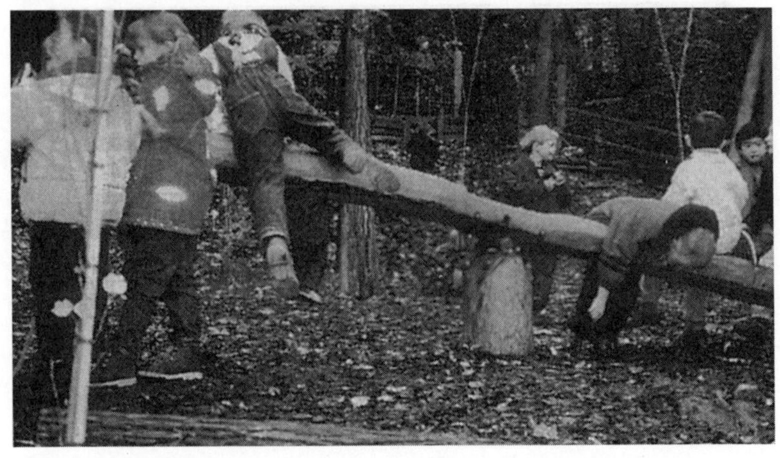

적인 장면들도 아무렇지 않게 느끼며, 실제로 실행해 보고 싶은 충동을 느끼는 단계로 발전해 간다.

청소년들이 이처럼 음란물 중독이 쉽게 되는 이유는 부모가 대부분 컴퓨터를 잘 다루지 못하여 통제를 받지 않으며, 음란물을 쉽게 구할 수 있기 때문이다. 또한 돈을 들이지 않고 음란물이 많은 양을 무제한으로 구할 수 있으며, 우리의 정서와 문화에 맞지 않는 변태적인 내용도 우수한 화질로 여과없이 전달된다는 데에 문제가 있다.

따라서 청소년들의 음란물 중독을 예방하기 위해서는 바른 성교육을 통하여 음란물에 대한 판별력을 길러주며, 가족들이 컴퓨터를 공동으로 사용하게 한다. 부모가 컴퓨터 활용법을 배움으로 조심성을 가지게 하고, 밤 늦게까지 혼자서 컴퓨터 사용을 하지 않도록 지도해야 한다. 부모나 선생님들이 인터넷 예절을 잘 알고 청소년들에게 가르쳐 주어야 한다. 컴퓨터 이외의 다른 취미활동을 장려하고, 음란물 대용 프로그램을 활용하도록 한다. 무엇보다 컴퓨터

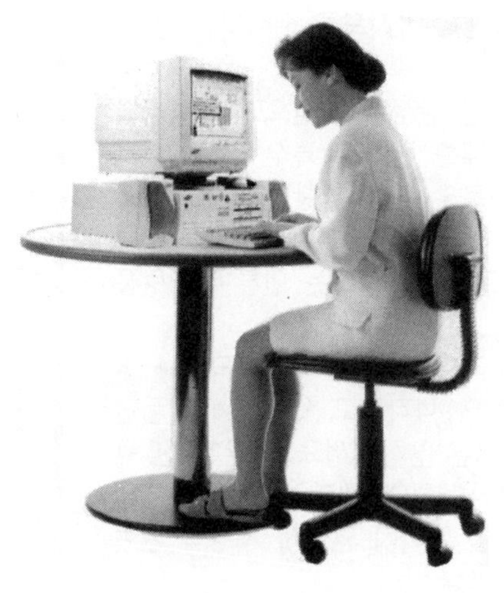

중독에 대한 예방조치가 중요하다.

아울러 이미 중독증 증세를 보이는 청소년은 정신과 치료를 받도록 조치해야 한다. 건전한 청소년기를 보내기 위한 본인의 의지가 무엇보다 중요하다. 더 이상 무관심과 방치로는 안된다. 가정과 학교와 사회와 국가가 제도적 방안 강구와 시행으로의 끊임없는 관심과 노력이 필요한 시기이다.

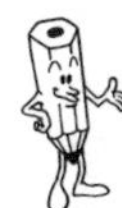

도우미

1. 게임중독에서

1) 게임의 종류는 아케이드, 액션, 어드벤쳐, 롤 플레잉, 시뮬레이션, 머드(네트워크) 게임 등이 있다.

2) 게임중독의 원인은 게임이 점차 어려워지며, 파괴 본능을 만족시킨다. 일정한 규칙이 없으며, 가상공간의 파워맨이 된다. 현실 도피의 낙원이며, 프로게이머는 사회가 스타를 만들어 준다. 또한 가상공간에 또 다른 자신을 표현하게 된다는 점이다.

3) 게임중독 예방을 위해서는 게임은 하루에 90분 이내로 한다. 인스턴트 식품을 자제하고, 식사는 제때에 한다. 잠은 정해진 시간에 자며, 낮에는 30분 이상 햇볕을 쬐도록 한다. 일주일에 2회 이상 농구나 등산 등 운동을 하고 가족

이나 친구와 함께 하는 시간을 가지도록 권장하고 있다.

2. 통신중독에서

1) 통신중독의 원인은 심리적인 안정감을 얻으며 익명성의 보장된다. 매번 새로운 상대를 만나는 특수성으로 스트레스를 해소시켜 주고, 새로운 이성을 만나려는 욕구와 욕망을 충족하기 위하여 채팅에 빠져든다. 또한 채팅을 통한 이성과의 만남을 낭만적으로 만드는 언론이 채팅을 조장하고 있다.

2) 파생되는 문제들은 언어의 파괴로 단어가 압축되거나 암호화하는 언어의 파괴현상이 나타나고 있다. 예를 들면 방가(반갑습니다), 즐통(즐거운 통신되세요) 등은 통신 밖에서도 사용함으로써 올바른 언어 생활에 장애 요인이 되고 있다. 또한 안전수칙을 지키지 않아서 채팅과 관련한 사고가 계속 나타나고 있다.

3) 인터넷 중독은 우울증, 양극성 기분장애(bipolar disorder), 분노, 자기 비하감 등의 정신과적 문제를 일으키며, 그 결과로 실직, 이혼, 파산, 고립감 등을 초래할 수 있다. 뿐만 아니라 중독적 인격으로 변하여 약물중독이나 알코올 중독 등에 쉽게 빠진다고 한다.

4) 여학생들을 위한 채팅 및 번개의 주의사항
애칭을 사용하여 실제 이름을 밝히지 말라. 자신의 전화번호를 알려주지 말라. 학교나 집 주소를 알려주지 말라. 컴섹, 폰섹, 번섹 대화방 등 음란 대화방은 참여하지 말라. 번개(만남)를 할 때에는 반드시 부모나 친구에게 알려라. 만남의 장소는 자신이 아는 곳을 정하라. 밝은 대낮에 만나라. 만나서는 술을 마시지 말라. 성폭행을 예방하기 위하여 비디오방, 상대방의 집, 여관 등에 따라가지 말라. 드라이브를 같이하지 말 것 등을 권장하고 있다.

5) 통신중독의 예방과 치료법은 통신시간의 관리, 대인관계가 원활해지도록 관심을 가지며, 양질의 서비스를 이용하도록 돕는 통신 이용 교육에 참여하는 것이 좋다.

3. 음란물 중독에서

1) 중독의 증상 및 실태
음란물을 보다가 몇 차례 발견되어 주의를 받아도 또 본다. 밤새도록 보고 낮에는 졸며, 자위행위를 과도하게 한다. 음란물을 보는 것을 저지하는 부모와 맞서서 삭제했을 때 다시 저장한다. 음란물 보는 것을 심하게 말리면 가출하기도 한다. 죄의식의 결백증에 걸리기도 하며 신경쇠약 증세를 보인다.

2) 파생되는 문제점

성적 장면의 연상작용과 집중력의 결여 등으로 공부에 지장을 받는다. 성충동을 증가시키며 실제 성행위를 경험하고자 한다. 성에 대한 잘못된 인식을 가지며, 음란물의 모방범죄를 일으킬 수 있다. 컴퓨터 음란물 제작, 유통, 홈페이지 개설 등이 다양한 범죄를 유발한다.

4. VDT증후군

컴퓨터 중독증에 걸린 청소년들은 장시간 컴퓨터를 사용함으로 육체적인 건강에 이상이 올 수 있다. 이러한 현상을 VDT(visual display terminal)증후군이라고 한다. 근시, 안구건조증, 어깨결림, 체형 기형화 등으로 나타난다. 오랜 시간의 컴퓨터 사용을 하지 말고 중간에 휴식을 취하는 것이 좋다.

5. **사이버 범죄**는 네티즌들이 장난 또는 재미 삼아 혹은 아니면 말고 식의 무책임한 행동으로 날이 갈수록 기승을 부리고 있다. 범죄유형을 보면 음란물 불법 유통, 통신사기, 자료조작, 해킹과 바이러스 유포, 포르노 사이트 운영, 프로그램 크래킹, 이메일 폭탄 발송, 사이버 성폭력, 자살사이트 운영 등이 있다. 특정 상대를 향해 욕설과 비속어 등을 퍼붓는 언어폭력, 유언비어 유포 등으로 타인의 명예를 훼손하고 사생활을 침해하는 경우 등도 엄연한 범죄행위이다. 죄의식 없이 범행이 이루어지고 있으나 통신상 장난으로 하다가 전과자가 될 수 있으니 주의해야 하며, 올바른 네티즌 예의를 지키도록 노력해야 한다.

6. 이외의 청소년들과 성인들의 과다 사용, 흡입 및 몰입으로 나타나는 **중독현상**은 휴대폰 의존, 약물 중독, 니코틴 중독, 알코올 중독, 도박중독, 쇼핑중독, 주식 중독 등도 있다.

※삽화를 열심히 그려준 정은혜 양에게 고마운 마음을 전한다.
"은혜야, 사랑한다. 고마워."

참고문헌

- 가족과 `성상담소(1999)『두근두근 상담실』, 능인.
- 강신성 외(1994),『교양생물학』, 아카데미서적.
- 김남선(1999),『엄마, 남자와 여자는 어떻게 달라요?』 사계절.
- 김응익(1997),『건강한 청소년기를 위하여』, 서울대학교 출판부.
- 김종배(1997),『신비한 인체 창조섭리』, 국민일보사.
- 김중술(1998),『신 사랑의 의미』, 서울대학교 출판부.
- 동아 출판사(1988),『동아 대백과 사전』, 동아출판사.
- 박준희 외(1994),『성교육』, 교육출판사.
- Sakurako ogata 외(이준모 감수)(1997),『불가사의한 여자의 몸과 마음』, 우진출판.
- 서울특별시 간호사회(1996),『성교육』, 현문사.
- 서울특별시 교육청(1997),『성과 행복』, 대한교과서 주식회사.
- 실비아 슈나이더(전혜영 역)(1994),『그것 좀… 물어봐도 돼요?(남, 녀)』, 그린.
- 안영진(1997),『아동심리의 발달과 이해』, 정일.
- 양영기 외(1999),『성의 생물학』, 프린토피아.
- 이영복(1999),『너는 알고 있니?』, 능인.
- 조복희 외(1997),『인간발달』— 발달 심리적 접근 —, 교문사
- 하재정 외(1992),『성의 과학』, 아카데미 서적.
- 한림원 편저(1995),『휴먼 리포트』, 섭정문화사.

지은이 / 양영기

조선대학교 자연과학대학 생물과학부(유전공학) 교수, 이학박사
조선대학교 유전생물공학연구소 소장
미국 위스콘신 주립대학 연구교수
광주, 전·남북, 제주지역 고교열린교육(성교육) 강사
조선대학교 교양 성의 과학, 성의 생물학 강의
법무부 광주교도소 교화위원
관련저서 : 성의 생물학('99. 대학 교양교재)

선생님과 엄마 아빠가 함께 배우는

참 사랑과 아름다운 성

찍은날 2001년 2월 23일
펴낸날 2001년 2월 28일

지은이 양영기
펴낸이 손영일
펴낸곳 전파과학사
출판 등록 1956. 7. 23(제10-89호)
120-112 서울 서대문구 연희2동 92-18
전화 02-333-8877·8855
팩시밀리 02-334-8092
Website www.S-wave.co.kr
E-mail S-wave@S-wave.co.kr

ISBN 89-7044-220-0 03510